KB140872

불안하다고

불안해하지 말아요

PANIC SHOUGAI NO FUAN GA SU-TTO KIESARU 17 NO HOUHOU

Copyright © 2018 by Hideaki YANAGA

Interior illustrations by Hare MUKUAKI
First published in Japan in 2018 by Daiwashuppan, Inc.
Korean translation rights arranged with PHP Institute, Inc.
through Korea Copyright Center Inc.

불안하다고

불안해하지 말아요

김은선 옮김
야나가 히데아키

당신도 반드시 편안해질 수 있다

· 업무 스트레스 때문에 항상 긴장 상태에 있다.

· 지난 일을 떠올리면 우울하고 심란해질 때가 많다.

· 앞일을 미리 걱정하며 불안해한다.

· 사소한 일에도 예민하게 반응하며 초조해한다.

· 전철, 자동차, 미용실, 고속도로와 같은 특정 공간에 머물지 못한다.

· 공황발작에 대한 염려 때문에 24시간 내내 불안한 마음을 안고 생활
  한다.

· 가능하면 약에 의존하지 않고 공황발작을 다스리고 싶다.

　혹시 당신도 불안 때문에 직업, 사랑, 꿈을 포기하지는 않았는
가? 불안은 때때로 사람을 얼어붙게 만든다. 나 또한 극도의 불안
으로 인해 공황장애와 우울증을 겪으며 온전한 삶을 살지 못한 시
절이 있었다.

하지만 이 책을 손에 든 당신은 나와 같은 길을 걷지 않아도 된다.

이 책은 불안을 극복하는 방법을 다룬 지금까지의 책들과는 다르다. 심리학에서는 '인지행동치료', 즉 '생각의 왜곡'을 교정하는 방법으로 불안을 다스린다.

그러나 이 책은 사고방식의 교정이 아닌 '잠재의식, 뇌, 신체, 유전자(DNA)'에 접근한다. 이는 뇌과학, 심리학, 유전자학, 의학 등의 분야에서 새롭게 밝혀진 가장 효과적인 방법으로, 일본에서 이를 집대성해 소개하는 것은 이 책이 처음일 것이다.

신체와 유전자에 접근해 불안을 다스린다는 말이 낯설게 느껴질지도 모르겠지만, 나는 이 책을 통해 당신이 의사로부터 들어본 적 없는 '불안 소멸 비법'을 최초로 공개하고자 한다. 1만여 명의 환자를 상담하며 터득한 불안의 메커니즘과 효과적인 개선 방법을 당신도 알게 될 것이다.

'어렵지 않을까?' 하고 걱정이 앞서는 당신, 지금 당장 누구든 쉽게 실천할 수 있는 방법만 선별했으니 안심해도 좋다. 불안에 휩싸여 얼어붙기 전에 이 책을 읽고 실천해보기 바란다. 당신의 불안이 반드시 사라질 것이다.

차
례

들어가며 | 당신도 반드시 편안해질 수 있다 • 4

제1장 약도 듣지 않고 인지행동치료도 효과가 없다……
공황장애, 대체 어떻게 해야 할까?

증상 개선율 98퍼센트, 약에 의존하지 않는 상담사 • 11
어째서 보기 드문 남성 간호사가 됐는가? • 12
공황발작을 일으키기 전에는 환자를 어떻게 생각했나? • 14
어느 날 갑자기 찾아온 공황발작! • 15
뇌의 오작동으로 인한 심장의 폭주 • 16
우울증보다 흔한 공황장애 • 17
산 채로 땅에 묻히는 느낌?! • 19
발작을 일으킬 때 우리 몸에서는 무슨 일이 일어날까? • 20
〈야나가식〉 공황장애 '7가지 불안' 루프 법칙 • 21
약물도 인지행동치료도 나에게는 맞지 않았다 • 23

제2장 잠재의식에 접근하는 것이 유일한 길이다!
나는 이렇게 극복했다

나를 괴롭힌 '예기불안'과 '광장공포' • 27
최면요법을 시도하다 • 30
최면요법과 최면술은 다르다 • 31
머리로는 이해되는 방법들이 소용없었던 이유 • 33
암시를 통해 인생의 시나리오를 새로 쓰다 • 34
최면 상태에서 시행하는 노출요법의 장점 • 35
내가 약에 의지하지 않은 이유 • 36
약으로 공황장애를 완치할 수 있을까? • 38
진짜 원인을 찾아내지 않는 한 근본치료는 불가능하다 • 39
column 01 공황장애 치료법을 알아보자 • 43

제3장

발작을 가라앉히는 것이 최선!
'스스로 증상을 다스리는 기술'을 익히자

〈야나가식〉 공황장애 회복 방정식 • 47
가장 중요한 것은 '증상을 제어하는 힘'이다 • 49
〈야나가식〉 불안 수조 이론 • 52
인지행동치료는 어째서 성공하기 어려울까? • 52
스스로 증상을 컨트롤하는 최신 치료 방법 • 54

제4장

반드시 알아두어야 할 회복의 단계
좋아지는 과정에는 부침이 있다

한 걸음 전진하고 두 걸음 후퇴한다? • 59
〈야나가식〉 공황장애 치료를 위한 6단계 어프로치 • 62
욕심은 금물 — 노출요법으로 불안에 익숙해진다! • 63
'불안 단계표'를 작성한다 • 64
욕심을 부리면 안 되는 이유 • 65
불안의 이면에는 '바람'이 있다 • 66
과거, 현재, 미래 — 불안을 이해하는 단서 • 67
바꿀 수 있는 것과 바꿀 수 없는 것 • 68
column 02 공황장애는 싸워 이겨야 하는 '적'이 아니다 • 70

제5장

마음, 몸, 유전자에 접근하는 치료법
자기 암시로 불안을 덜어낸다

일본인은 불안 유전자를 가지고 있다?! • 73
나에게 필요한 DNA를 깨우자 • 74
무엇이 유전자의 스위치를 켜는가 • 78
명상의 위대한 힘 • 79
기도를 하면 사랑 호르몬이 나온다 • 81
잠재의식에 작용하는 효과적인 방법 • 82
암시의 힘이 유전자에 전달될 수 있을까? • 83
어린 시절의 깊은 트라우마에서 벗어날 수 있다! • 84

제6장

혼자서도 쉽게 할 수 있다!
요동치는 심장을 지금 당장 가라앉힐 수 있다!
불안을 잠재우는 17가지 방법

야나가식 메소드 1 | 1분간 눈을 가볍게 누른다 • 88
야나가식 메소드 2 | 고무밴드 튕기기 • 91
야나가식 메소드 3 | 이마 만지기 • 94
야나가식 메소드 4 | 어루만지며 고맙다고 말하기 • 97
야나가식 메소드 5 | 7번 암시법 • 100
야나가식 메소드 6 | 마음껏 웃기 • 103
야나가식 메소드 7 | 자애 명상 • 104
야나가식 메소드 8 | 손수건 아로마 테라피 • 108
야나가식 메소드 9 | 자율신경을 정상화하는 귀 마사지 • 112
야나가식 메소드 10 | 공황발작을 가라앉히는 혈자리 3곳 • 115
야나가식 메소드 11 | 버터플라이 터치 • 118
야나가식 메소드 12 | 태핑 테라피 • 123
야나가식 메소드 13 | 아이 무브먼트 테라피 • 128
야나가식 메소드 14 | 블랙박스 기법 • 132
야나가식 메소드 15 | 마인드풀니스 명상법 • 135
야나가식 메소드 16 | 발작을 가라앉히는 호흡법 • 140
야나가식 메소드 17 | 찬물세안 • 143
column 03 | 심리상담사를 선택하는 방법 • 145

나오며 | 내 힘으로 인생을 되찾자 • 147
참고문헌 • 151

제1장

약도 듣지 않고
인지행동치료도
효과가 없다······

공황장애,
대체 어떻게
해야 할까?

•• 증상 개선율 98퍼센트, 약에 의존하지 않는 상담사

내 책을 처음 읽는 독자를 위해 내가 어떻게 공황장애를 극복했
는지 이야기하고자 한다.

나는 공황장애, 우울증, 트라우마, 어덜트 칠드런(adult children.
성장기에 부모로부터 충분한 돌봄을 받지 못해 성인이 되어 정신적 장애를 겪는
사람―옮긴이)과 같은 마음의 병증을 전문으로 다루는 심리상담사
로서 일본 규슈 오이타 현 오이타 시에 위치한 심리상담소 '이너
보이스(Inner Voice)'를 운영하고 있다. 다른 상담소와 달리, 환자의
이야기를 듣는 것에 그치지 않고 실제로 증상을 개선하는 데에 도
움을 주고 있다. 또 불안 때문에 집 밖으로 나가지 못하는 사람들
을 위해 화상 채팅 프로그램을 이용한 개인 상담도 하고 있다.

의료계를 거쳐 심리 분야에 몸담은 지 18년. 지금까지 1만 명에

이르는 환자를 상담했고 그 개선율은 98퍼센트에 달한다.

심리상담사가 되기 전에는 간호사로 일했다. 다양한 진료과에서 경험을 쌓았는데, 그중에는 정신과와 심료내과(心療內科. 심인성 질환을 주로 다루는 내과의 한 부류―옮긴이)도 있었다. 그러던 어느 날 예고도 없이 공황장애와 우울증이 나를 찾아왔다. 이를 계기로 심리학을 공부해 상담사가 되어 정신과, 심료내과, 청소년정신과에서 임상 경험을 쌓은 후 상담소를 열게 됐다.

나는 일본 최초의 '약에 의존하지 않는 간호사 출신 상담사'로서 조금은 유명해진 듯하다. 연예인, 정치가, 변호사, 의사, 일반인에 이르기까지 다양한 사람이 전국 각지에서 나를 찾아와 현재는 상담소 예약을 받기 어려울 정도로 바쁜 나날을 보내고 있다.

●● 어째서 보기 드문 남성 간호사가 됐는가?

지금은 상담사로 일하고 있지만 나의 첫 직업은 간호사였다. 아무래도 산부인과 간호사였던 어머니의 영향이 컸던 것 같다.

"새 생명이 탄생하는 환희의 순간을 함께할 때, 환자가 나를 필요로 할 때 간호사가 되길 정말 잘했다는 생각이 든단다. 아직은 그 수가 적지만 앞으로는 남성 간호사를 필요로 하는 시대가 올 거야."

얼굴 가득 행복한 미소를 띠며 간호사로서의 보람을 이야기하

는 어머니를 보며 누군가에게 필요한 존재로서 타인과 사회에 기여할 수 있는 의료 분야에 매력을 느끼게 됐다. 사실 조금 더 솔직하게 말하자면 당시 TV에서 방영하던 〈간호사의 일(ナースのお仕事)〉이라는 드라마의 영향도 없지 않았다.

지금은 일반 병원에서도 남성 간호사를 심심치 않게 볼 수 있지만, 당시에는 남성 간호사가 희귀한 존재였다. 내가 간호사가 되려고 준비하던 시절에는 전체 학생 100명 중 남학생은 고작 3명에 불과했다. 그렇기에 더더욱 희소가치가 있다고 생각했다.

체격이 큰 남성 환자를 돌보거나 수술실 또는 응급실처럼 체력을 요하는 분야에서 남성 간호사가 특히 환영받는다. 물론 힘쓰는 일만 하는 것은 아니다. 여성 간호사 사이에서 미묘한 신경전이 일 때 충돌을 방지하는 쿠션 역할을 하기도 하고, 남성의 비율이 월등히 높은 의사들도 동성 간호사를 더 편하게 생각하는 면이 있다. 또 남성 간호사들이 의외로 환자를 부드럽게 대하는 경향이 있어서 환자들의 선호도도 높은 편이다. 나는 남성이기에 가능한 간호 스타일이 있다고 자부하며 성실하게 일했다.

입원 환자들에게는 야근 당직이 누구인지가 초미의 관심사다. 그래서 날마다 그날의 당직 의사와 간호사가 누구인지 반드시 확인한다. 저녁 무렵 데스크에서 야근을 준비하고 있으면 "야나가 선생님이 당직을 서는 날에는 마음 편히 잘 수 있어요. 고마워요" 하고 말해주는 환자들 덕분에 고된 밤샘 근무도 힘들지 않았다.

●● 공황발작을 일으키기 전에는 환자를 어떻게 생각했나?

당시 나는 1년 단위로 병동 간 로테이션이 이루어지는 큰 정신과 병원에서 근무하면서 다양한 질환의 환자를 볼 수 있었다.

여성 전문 만성기 폐쇄 병동에서 치매 환자를 위한 장기 요양형 병동으로 이동한 지 얼마 되지 않았을 무렵이었다. 치매는 이제 사회적인 문제로 인식되고 있는데, 당시에도 거동이 불편해 이동은 물론 식사, 배뇨·배변, 목욕에 이르는 생활 전반에 도움이 필요한 환자가 여럿 입원해 있었다.

야간 근무조는 자격을 갖춘 전문간호사 한 명과 간호조무사 한 명으로 구성되는데, 위루관(약물이나 영양분을 공급하기 위해 위와 연결된 관―옮긴이)이나 링거가 연결돼 있어 의학적인 돌봄이 필요한 환자를 포함해 약 80명의 환자를 단둘이서 밤새 간호해야 했다. 더구나 응급조치를 취할 수 있는 사람은 나 하나뿐이었기 때문에 단 한 순간도 긴장의 끈을 놓을 수 없었다. 때로 병세가 급격히 악화해 사망하는 환자가 나오면 안타까운 마음을 금할 길이 없었다.

이 밖에도 우울증, 조울증, 공황장애, 강박신경증, 섭식장애, 외상 후 스트레스 장애, 조현병, 의존증 등 다양한 환자가 있었는데, 진료기록을 보면 어린 시절에 화목하지 못한 가정에서 자라며 부모로부터 방치되거나 폭력을 당하는 등 특히 유소년기의 고통스러운 경험이 트라우마로 남은 경우가 많았다.

괴로운 과거를 잊기 위해 마음의 끈을 놓아버린 여리고 섬세한 사람들. 나는 말 한마디에도 위로와 위안을 담아 그들을 대하려고 노력했다.

그러나 마음 한쪽 어딘가에서는 나와는 다른 사람들이라고……, 나는 건강한 사람이고 그들은 환자라는 선을 긋고 있었는지도 모르겠다.

의사와 간호사는 자신이 병에 걸렸을 때 비로소 의료인으로서 완성된다고 한다. 자신이 아파봐야 환자의 마음을 이해할 수 있다는 것이다. 나는 이제야 이 말을 절실히 통감하고 있다. 나 자신이 환자가 되고 나서야 그들에게 진정으로 공감할 수 있게 됐다.

● 어느 날 갑자기 찾아온 공황발작!

야간근무를 하던 어느 날이었다. 갑자기 심장이 터질 듯 요동치기 시작하더니 숨이 제대로 쉬어지지 않았다. 급기야 팔다리의 힘이 빠지며 그대로 바닥에 쓰러지고 말았다.

정신을 차려보니 응급실 침대에 누워 링거액을 투여받고 있었다. 의사가 말했다.

"공황발작인 것 같습니다. 이런 증상이 또 나타나면 정신과 진료를 받아보세요. 심전도나 혈액 검사상으로 이상이 없는 걸 보면 심인성인 것 같네요."

내 담당 병동에도 공황장애 환자가 있었지만, 설마 나 자신이 공황발작을 일으키리라고는 상상조차 하지 못했다. 나는 그것이 심장질환으로 인한 발작이라고만 생각했다. '내가 이렇게 죽는구나!' 하는 생각이 들 정도로 공황발작은 끔찍한 고통이었고 공포 그 자체였다.

●● 뇌의 오작동으로 인한 심장의 폭주

공황장애를 한마디로 표현하면 '뇌의 오작동으로 인해 전신에 경계경보가 발령되어 자율신경이 폭주하는 상태'라고 할 수 있다.

인간은 누구나 실수 또는 실패에 대한 불안을 안고 살아간다. 그러나 보통 사람이 느끼는 불안과 공황장애 환자의 그것은 차원이 전혀 다르다. 공황장애가 있는 사람에게는 죽음의 공포가 느껴질 정도의 심계항진을 비롯한 다양한 신체 증상이 한꺼번에 밀어닥친다.

공황장애는 장기의 이상이나 골절과 같은 뚜렷한 병변이 존재하지 않기 때문에 엑스레이 촬영이나 심전도 검사, 혈액 검사 등을 통해서는 확인할 수 없다. 유일한 진단 방법은 정신과 전문의의 소견이다.

또 겉으로 보기에는 건강한 사람과 별반 다르지 않기 때문에 가족을 비롯한 주위 사람의 이해를 받지 못하는 경우가 많다. "멀쩡해 보인다", "정신이 나약해서 그렇다", "마음먹기에 달렸다"라는 말을 듣고 상처 입는 사람이 적지 않다.

그러나 공황장애는 결코 나약한 정신 때문에 걸리는 병이 아니다. 그러니 부디 자책하지 말길 바란다.

● 우울증보다 흔한 공황장애

공황장애는 1980년 미국 정신의학회에서 독립 질병으로 인정받은 후 1992년 세계보건기구(WHO)에 의해 '국제질병분류(ICD-10)'에 포함됐다.

정신과에서는 'DSM-IV-TR(Diagnostic and Statistical Manual of Mental Disorders, Text-Revised. 미국 정신의학회가 출간하는 정신질환의 진단 및 통계를 위한 매뉴얼―옮긴이)'에 의거해 공황장애를 진단한다. 극도의 공포와 불안을 느끼는 동시에 다음 중 4가지 이상의 증상이 갑작스럽게 발현되어 10분 이내에 최고조에 달하는 것이 공황장애의 특징이다.

① 맥박이 빨라지고 심장이 두근거린다.
② 식은땀이 난다.
③ 몸이 떨린다.
④ 호흡이 가빠지고 숨이 멎을 것 같은 느낌이 든다.
⑤ 질식할 것 같은 느낌이 든다.

⑥ 가슴이 불편하고 통증이 있다.

⑦ 메스껍고 토할 것 같거나 복부가 불편하다.

⑧ 어지러워서 몸을 가누기 어렵고 정신을 잃을 것 같은 느낌이 든다.

⑨ 다른 세상에 와 있거나 내가 아닌 것처럼 느껴진다.

⑩ 자신을 통제하기 어렵고 미쳐버릴 것 같은 두려움이 느껴진다.

⑪ 죽음에 대한 공포가 엄습한다.

⑫ 몸이 저리거나 마비되는 감각 이상을 느낀다.

⑬ 오한 또는 열감이 느껴진다.

이와 같은 증상이 지속되는 경우 공황장애로 진단받게 된다.

일본의 공황장애 발병률은 100명 중 4명, 즉 약 480만 명이 공황장애에 시달리고 있다. 일본 후생노동성의 '2014년 환자 조사'에 따르면 우울증 등의 기분 장애로 의료기관을 이용한 환자가 111.6만 명이라고 하니, 우울증 환자의 4배가 넘는 인구가 공황장애를 겪고 있는 셈이다. 이처럼 일본에서 공황장애는 '사회문제적 질병'이라고 할 만큼 흔한 질병이 됐다.

미국의 상황은 더 심각해서 공황발작을 일으킨 적이 있는 사람이 전체 인구의 약 3분의 1에 달한다는 보고가 있다. (한국은 2017년 기준 약 14.4만 명이 공황장애로 진료를 받았다―옮긴이).

남성보다 여성의 유병률이 더 높은 것도 공황장애의 특징 중 하나다. 공황장애 환자의 남녀 성비는 약 2 대 1로 여성이 2배가량 높다. 발병률이 가장 높은 연령대는 20대 전후인데, 여성은 30대 중반에도 발병 빈도가 높은 편이다.

●● 산 채로 땅에 묻히는 느낌?!

공황발작을 경험해보지 않은 사람은 절대 그 공포를 이해할 수 없다. "뭐가 그렇게 무섭다는 거야? 조금 기다리면 괜찮아지는 거 아니야?"라는 말을 들을 때도 있다.

어느 연예인이 TV에 출연해 자신의 공황장애 경험을 이야기하면서 "산 채로 땅에 묻히는 느낌이에요. 당장이라도 죽을 것 같은 공포에 휩싸이는 거예요"라고 말했는데, 방송을 보며 정말 적절한 비유라고 생각했다.

발작이 일어나면 식은땀이 흐르고 심장이 요동치며 온몸에 힘이 빠진다. 급기야 서 있을 힘조차 남지 않아 실신하는 경우도 있다. 그 순간 '이대로 정신을 잃으면 다시 깨어나지 못할지도 모른다'는 두려움이 엄습한다. 직접 겪어보지 않는 한 그 고통은 영영 알 수 없을 것이다.

심한 경우에는 집에서 한 걸음도 나오지 못하고 은둔형 외톨이가 되거나 우울증으로 발전하는 경우도 있다. 우울증이 동반되면 그저 하루하루를 '산 채로 버티는 것' 말고는 아무것도 할 수 없게 된다. 공황장애와 우울증을 동시에 겪은 장본인으로서 감히 '생지옥'이 무엇인지 알게 됐다고 말할 수 있다.

● 발작을 일으킬 때 우리 몸에서는 무슨 일이 일어날까?

서양의학에서는 공황장애 증상이 나타나는 이유에 대해 '뇌간(腦幹, brain stem)에 위치한 청반핵(靑斑核, nucleus of locus ceruleus. 위험을 감지하는 일종의 센서)에서 노르아드레날린(noradrenaline)이라는 신경전달물질이 분비되어 대뇌 변연계(邊緣系, limbic system)에 전달되면 공포와 불안을 느끼게 된다'는 가설을 세우고 있다. 즉 청반핵이 오작동을 일으켜 생명을 위협하는 위험이 발생했다는 거짓 경보를 울려댄다는 것이다. 노르아드레날린이 과다하게 분비되면 자율신경을 자극해 심장이 요동치고 머리가 어지럽고 팔다리의 힘이 빠져 몸을 가누기 어려우며 얼굴이 창백해지는 등의 이상 증세를 일으킨다. 또 흥분한 대뇌 변연계는 '예기불안(豫期不安, anticipatory anxiety. 또다시 공황발작이 일어날지 모른다는 두려움)'이라는 반응을 일으키는데, 이것이 전두엽(前頭葉, frontal lobe)으로 전달되면 '광장공포(廣場恐怖, agoraphobia. 특정 장소나 상황에 대한 공포와 불안)'가 발생하는 것으로 여겨지고 있다.

즉 실제로는 존재하지 않지만, 자신을 노리는 사나운 맹수가 눈

앞에 도사리고 있다는 착각이 뇌에서 일어나는 것이다. 이는 생사가 달린 매우 긴박한 상황이다. 죽을힘을 다해 도망치거나 목숨을 걸고 맞서 싸우는 수밖에 없다. 어느 쪽이든 몸을 민첩하게 움직이려면 근육에 혈액이 필요하기 때문에 심장이 세차게 뛰기 시작한다. 같은 이유로 호흡도 가빠진다. 느리고 깊은 호흡은 신체를 이완시켜 자칫하면 맹수에게 잡아먹힐 수 있기 때문이다. 즉 온몸이 극도의 긴장 상태에 돌입하는 것이다.

이처럼 공황장애는 굶주린 맹수를 맞닥뜨렸을 때와 똑같은 신호를 대뇌에 보내 신체 반응(공황발작)을 일으킨다.

●● 〈야나가식〉 공황장애 '7가지 불안' 루프 법칙

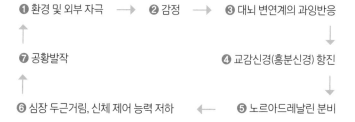

❶ 환경 및 외부 자극　→　❷ 감정　→　❸ 대뇌 변연계의 과잉반응

❼ 공황발작　　　　　　　　　　　　　❹ 교감신경(흥분신경) 항진

❻ 심장 두근거림, 신체 제어 능력 저하　←　❺ 노르아드레날린 분비

나는 이것을 〈야나가식〉 공황장애 '7가지 불안' 루프 법칙이라고 부른다. 이 중 하나의 고리를 끊으면 악순환을 멈출 수 있다. 그것은 어떤 고리일까? 이에 대한 답은 제4장에서 확인할 수 있다.

• 〈야나가식〉 공황장애 '7가지 불안' 루프 법칙 •

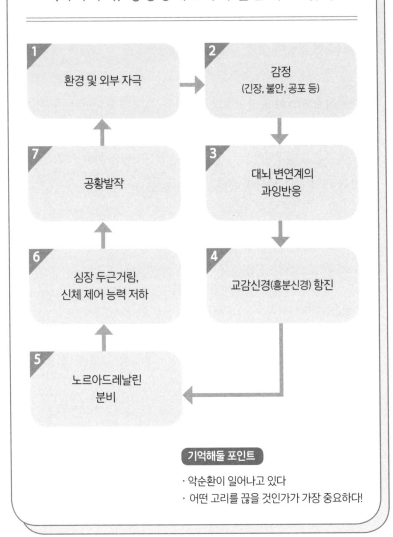

1 환경 및 외부 자극

2 감정
(긴장, 불안, 공포 등)

3 대뇌 변연계의
과잉반응

4 교감신경(흥분신경) 항진

5 노르아드레날린
분비

6 심장 두근거림,
신체 제어 능력 저하

7 공황발작

기억해둘 포인트

· 악순환이 일어나고 있다
· 어떤 고리를 끊을 것인가가 가장 중요하다!

●● 약물도 인지행동치료도 나에게는 맞지 않았다

응급실에 다녀온 후 함께 근무하던 신경과 의사에게 내 증상을 이야기하자 그는 항우울제와 항불안제의 복용을 권유했다. 퇴근 시간이 지난 후 두 시간 동안이나 무료 상담을 받은 터라 거절하기 어려워 약을 처방받았다.

그러나 약을 먹자 속이 메스껍고 머리가 멍해지는 부작용이 나타났다. 마치 다른 사람의 머릿속에 들어와 있는 것 같은 기분에 시달리다 결국 의사의 허락을 받고 복약을 중단했다.

그다음으로 권유받은 것이 심리치료였다. 나는 몇몇 상담사를 찾아갔다. "공황장애 증상이네요. 사고방식을 바꿔야 합니다. 인지행동치료가 가장 적합한 치료법입니다" 하고 교과서에서 본 듯한 내용을 무미건조하게 읊으며 사무적으로 대하는 상담사가 있는가 하면, "그렇군요. 공황발작을 일으키셨군요" 하고 시종일관 내 말을 앵무새처럼 따라 하기만 하는 상담사, "어째서 내가 시킨 대로 인지행동치료 분석표(잘못된 사고방식을 적어 수정하기 위한 표)를 작성해 오지 않는 거죠? 병이 나으려면 약을 먹고 인지행동치료로 사고방식을 바꾸는 방법밖에 없다고 했잖아요!" 하고 한 가지 방법에 집착하며 몰아붙이는 상담사도 있었다.

솔직히 나는 지긋지긋했다. 애초에 인지행동치료는 좌뇌가 발달한 엘리트층을 위해 개발된 심리치료로, 한때 음악가와 작가를 꿈꾸던 우뇌형 인간인 나에게는 전혀 맞지 않는 방법이었다. 인지행동치료를 시도하면 할수록 한계를 느끼며 좀처럼 나아지지 않는 나 자신을 탓하게 됐다. 심리치료가 고된 수행의 길처럼 느껴졌다. "물론 힘들다는 것 알아요"라는 말을 들을 때마다 "잘 알지도 못하면서 말로만 이해하는 척하지 말라!"고 쏘아주고 싶었다. 상담사로 일하는 지금, 나는 환자들에게 "그 마음 이해해요"라는 말을 절대 하지 않는다.

의사도 상담사도 믿지 못하게 된 나는 약물이나 인지행동치료에 의존하지 않고 스스로 극복하기로 결심했다.

제2장

잠재의식에
접근하는 것이
유일한 길이다!

나는 이렇게
극복했다

● 나를 괴롭힌 '예기불안'과 '광장공포'

공황발작 외에도 나를 괴롭힌 두 가지 증상이 더 있었다. 그것은 예기불안과 광장공포였다.

공황발작이 일어난 후부터는 그동안 아무 문제 없이 다니던 영화관, 공연장, 미용실, 치과, 고속도로, 터널 같은 장소에 가면 가슴이 두근거리기 시작했다. 유사시에 곧바로 탈출하기 어렵다는 생각에 불안을 느끼는 것이었다. 시간이 흐를수록 두려움은 더 커졌고 결국 가지 못하는 장소가 늘어갔다.

이처럼 또다시 발작이 일어날지 모른다는 불안과 강박에 사로잡히는 증상을 '예기불안'이라고 한다. 나 역시 24시간 내내 예기불안에 시달렸다.

또 상점 계산대에서 줄서기를 힘들어 하거나 전철, 버스, 미용

• 예기불안과 광장공포 •

예기불안

또다시 발작이 일어날지 모른다는
불안과 강박에 시달리는 증상.

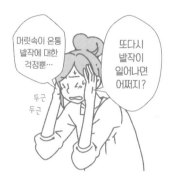

광장공포

발작이 일어났던 장소나 상황, 불안을 느꼈을 때 곧바로 벗어나기 어려운
장소에 대한 공포. 심하면 집 밖에 나가지 못하기도 한다.

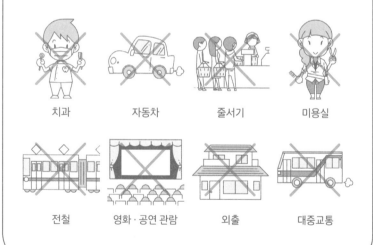

치과	자동차	줄서기	미용실
전철	영화 · 공연 관람	외출	대중교통

실, 치과 같은 특정 장소에만 가면 공포를 느끼는 것을 '광장공포'라고 한다.

나에게는 두 가지 꿈이 있었다. 하나는 뮤지션이 되는 것이었다. 록 밴드에서 보컬로 활동했지만 공황발작을 일으킨 후로 라이브 하우스와 녹음 스튜디오에 들어가지 못하게 되면서 꿈을 접을 수밖에 없었다.

또 다른 꿈은 승선간호사가 되어 배를 타고 세계를 누비는 것이었다. 여러 해에 걸쳐 꿈을 이루기 위해 공을 들였지만, 이 또한 공황발작이 생기면서 모래성처럼 와르르 무너져 내렸다.

승선간호사는 선박 의무실에서 근무하며 승객과 승무원의 건강을 관리하는 사람이다. 공황발작이 일어났을 당시 나는 승선간호사로 일하며 그림도 그리고 여행기와 소설을 쓰는 작가로 활동하고 싶다는 꿈을 안고 '승선위생관리사'라는 국가자격증까지 취득해놓은 상태였다. 이 자격이 있으면 여행 중에 독자적인 판단으로 약물 투여, 주사, 봉합, 지혈과 같은 의료 행위를 할 수 있다. 위급 시에는 기도에 관을 삽입하고 마취제를 투여해 수술하는 것도 허용된다. 그러나 자격증이 있다고 해도 수술실, 응급외래, 내과, 신경외과, 정형외과 등에서 임상 경험을 쌓지 않으면 실제로 응급상황이 벌어졌을 때 환자의 생명을 구할 수 없다. 그래서 나는 관련 진료과에서 경력을 쌓은 후 종말기 의료 분야로 이동해 당시 일본에서는 보기 드문 남성 방문간호사로도 근무했다. 이 모든 것이

승선간호사가 되기 위한 준비의 일환이었다.

병 때문에 꿈을 포기하는 일이 생기리라고는 상상조차 하지 못했던 나는 삶에 배신당했다는 생각에 눈물을 멈출 수 없었다. 꿈을 잃고 나니 더는 삶의 보람을 느낄 수 없었다. 절망과 부정적인 생각에 사로잡혀 결국 우울증까지 얻고 말았다. 살아갈 이유를 잃어버린 탓에 몇 번이고 자살 충동을 느꼈다.

그러나 다행히도 지금의 나는 잃어버린 꿈보다 더 보람 있는 일을 하고 있는 데다 책을 출간해 작가의 꿈까지 이루었다.

공황장애 환자를 특히 괴롭히는 증상이 예기불안과 광장공포다. 불안을 꾹꾹 억누른 채 버티다 못해 발작을 일으켜 결국 일을 그만두기도 하고, 심한 경우에는 세상에 나가는 것이 두려워 은둔형 외톨이가 되는 사람도 있다.

●● 최면요법을 시도하다

나는 치료의 포인트를 3가지로 잡았다.

① 갑자기 찾아오는 공황발작을 멈출 방법이 없을까?
② 온종일 지속되는 예기불안과 행동 범위를 제약하는 광장공포를 해결할 수 없을까?
③ 약물과 인지행동치료가 아닌 효과적인 공황장애 치료법은 없

을까?

알려진 다양한 방법 가운데 내가 생각하는 조건과 맞지 않는 것을 하나씩 지워나가자 '심리치료'라는 선택지가 남았다. 다른 후보로는 침과 뜸, 한약, 식이요법 등도 있었지만 신체 전반을 두루뭉술하게 다스리기보다는 마음을 정조준하는 것이 좋을 것 같았다. 물론 위와 같은 방법이 맞는 사람도 있겠지만, 내 경우는 어린 시절의 트라우마가 중요한 원인 중 하나라고 생각됐기 때문이다. 나는 그중에서도 잠재의식에 접근하는 최면요법을 시도하기로 했다.

본격적인 치료에 앞서 먼저 관련 서적을 읽어봤다. 거기에는 '서양의학에서는 정신질환의 원인을 뇌에서 찾지만, 최면요법에서는 잠재의식에 새겨진 트라우마를 원인으로 본다'는 내용이 적혀 있었다. 서양의학에서 가장 큰 비중을 차지하는 약물치료는 뇌를 타깃으로 삼는다. 그러나 **약으로는 잠재의식을 바꿀 수 없다.** 최면요법에 관해 공부하고 나니 어쩌면 치료의 실마리를 찾을 수 있을지 모른다는 기대감에 가슴이 부풀어 올랐다.

●● 최면요법과 최면술은 다르다
당시는 인터넷이 보급되기 전이었기 때문에 전화번호부를 뒤져 최면요법 상담소를 찾았다. '최면'이라고 하면 TV에서 본 마술쇼를 떠올리는 사람이 많을 것이다. 나 또한 최면술사에게 조종당하는 건 아닐지 내심 걱정됐지만, 뱀을 무서워하던 사람이 최면 상태에서 아무렇지도 않게 뱀을 쓰다듬던 장면을 떠올리며 희망을 걸었다.

그러나 최면요법과 최면술을 혼동한 것은 무지에서 비롯된 착각이었다. 최면요법은 뇌과학, 의학, 심리학에 근거를 두고 미국 의사회와 영국 의사회에서 승인을 받은 정식 치료법이다.

미국에서 출간되는 의학 전문 잡지 〈아메리칸 헬스(American health)〉에 게재된 알프레드 A. 바리오스(Alfred A. Barrios) 박사의 조사에 따르면 최면요법을 비롯한 각 심리치료의 회복률은 다음과 같다.

- 정신분석 600회 ➡ 회복률 38퍼센트
- 행동치료 22회 ➡ 회복률 72퍼센트
- 최면요법 6회 ➡ 회복률 93퍼센트

이처럼 최면요법의 효과는 괄목할 만하다.

최면은 의식을 잃고 꼭두각시가 되는 것과는 거리가 멀었다. 내 의식은 또렷했고 깊은 잠에 빠져들거나 상담사에게 조종당하지도 않았다. 최면 상태는 이상하거나 특별한 것이 아니라 누구나 하루에 12번 정도 자연적으로 체험하는 현상이라는 사실도 알게 됐다. 예를 들어 영화나 드라마에 몰입해 눈물을 흘리거나 잠에 빠져들기 전 몽롱한 기운을 느끼는 것도 최면 상태다. 최면요법을 받는 내내 상담사가 하는 말도 알아듣고 내 생각도 분명히 말할 수 있었다.

● 머리로는 이해되는 방법들이 소용없었던 이유

일반적인 심리상담은 환자의 이야기를 듣는 데에만 초점을 맞춘다. 그러나 최면요법은 무의식, 즉 잠재의식에 접근해 공황장애를 일으킨 진짜 원인을 찾아서 치유한다. 더 나아가 좋은 기억으로 바꿔 심는 것도 가능하다.

인간의 마음은 표면의식이 10퍼센트, 스스로 인식하지 못하는 잠재의식이 90퍼센트를 차지한다. 일반적인 심리상담은 10퍼센트에 불과한 표면의식에 접근하기 때문에 효과를 내기 어려운 것이다.

세계적으로 저명한 세포생물학자 브루스 립턴(Bruce Lipton) 박사는 인간의 표면의식과 잠재의식의 힘에 관해 다음과 같이 설명했다.

- 인간이 하는 행동의 95~99퍼센트는 잠재의식에 의해 컨트롤되고 있다는 사실이 연구를 통해 밝혀졌다.
- 잠재의식은 초당 200만 개의 자극을 처리하는데, 그중 표면의식이 해석할 수 있는 것은 40개에 불과하다.

나는 독학으로 심리에 관해 공부하며 이 같은 사실을 알고 큰 충격을 받았다. 그동안 겨우 10퍼센트에 불과한 표면의식에 의지해 공황장애를 고치려 했단 말인가……!!

● 암시를 통해 인생의 시나리오를 새로 쓰다

뜻대로 되지 않는 성격, 질병, 삶의 패턴의 모든 원인은 유소년기의 트라우마와 그로 인해 부정적인 방향으로 예정된 인생 시나리오에 있다고 말하는 세계적인 심리학자가 있다. 6세 이전에 이미 단점과 편견으로 얼룩진 인생의 각본이 완성된다는 것이다.

잠재의식에 심어진 부정적인 시나리오대로 인생이 흘러간다……. 달라지려고 아무리 발버둥 쳐도 뜻대로 되지 않았던 이유가 여기에 있다는 것을 알고 난 후, 최면을 통해 시나리오를 바꾸는 암시를 넣자 공황발작의 빈도가 크게 줄었다.

이렇게 조금씩 움직일 수 있게 된 나는 최면요법에 관한 책을 닥치는 대로 읽기 시작했고 스스로 최면을 유도해 치유를 위한 암시를 넣을 수 있게 됐다.

그리고 부정적인 인생 시나리오를 고쳐 쓰는 또 다른 방법도 알게 됐다. 그것은 공황장애를 일으킨 진짜 원인이 드러날 때까지 시간을 거슬러 올라가는 '연령 퇴행 최면요법'이다. 즉 잠재의식의 기억을 공황장애의 근본 원인이 발생한 시점으로 되돌리는 것이다.

나의 무의식은 공부를 못한다는 이유로 아버지에게 매 맞는 장면을 떠올렸다. 드디어 근본 원인을 찾은 것이다. 나는 최면을 통해 아버지가 나를 때리고 꾸짖는 것이 아니라 부드럽게 타이르는 기억을 이식하는 것으로 트라우마를 해소했다. 긴 세월 동안 억눌려 있던 감정에서 해방되자 눈물이 터져 나오며 마음 깊은 곳에서부터 치유되는 것을 느꼈다.

◐● 최면 상태에서 시행하는 노출요법의 장점

심리치료의 일종인 '노출요법'은 공황발작을 일으킨 장소 또는 공포를 느끼는 장소에 자신을 노출해 불안과 공포에 익숙해지는 치료법이다.

여기에 최면요법을 접목하면 문제의 장소에 직접 가지 않아도 되기 때문에 심리적인 부담 없이 불안을 경감할 수 있다.

실제로 인간의 잠재의식은 가상과 현실을 구별하지 못한다고 한다. 최면 상태에서 노출요법을 시행하면 잠재의식은 실제로 그 장소에 있는 것 같은 착각을 일으키는데, 이때 자신감을 불어넣어 불안과 공포를 극복하는 것이다. 이처럼 상상력을 이용한 최면 상태에서의 노출요법을 '멘탈 리허설(mental rehearsal)'이라고 한다.

최면요법은 그야말로 내 인생을 변화시켰다. 그 후 나는 최면요법전문대학원에 진학해 심리상담과 임상심리학을 공부하고 임상 최면 분야로 심리상담학 박사학위를 취득했다.

🔊 내가 약에 의지하지 않은 이유

공황장애 진단을 받으면 뇌가 흥분하는 것을 막기 위해 삼환계 항우울제(三環系抗憂鬱劑, tricyclic antidepressants), SSRI(selective serotonin reuptake inhibitor, 선택적 세로토닌 재흡수 억제제), SNRI(serotonin-norepinephrine reuptake inhibitor, 세로토닌-노르에피네

현재 일본에서 최면요법을 시행하는 '최면요법사'는 민간자격으로, 지식과 기술 면에서 개인 간 편차가 매우 크다. 솔직히 추천할 만한 최면요법사를 찾기 어려운 것이 현실이다. 최면요법과 더불어 트라우마 치료를 위한 심리치료를 3가지 이상 구사할 수 있고 정신과 등 관련 진료과에서 임상 경험을 쌓은 상담사를 찾아가길 추천한다.

프린 재흡수 억제제)와 같은 통칭 항우울제를 지속적으로 복용하도록 처방받는다. 또 공황발작이 발생했을 때는 재빨리 고용량의 항불안제를 복용하게 하는데, 그러면 30분에서 1시간 사이에 증상이 가라앉는다.

이 책을 선택한 독자라면 불안과 공포에 민감할 가능성이 크기 때문에 되도록 불안을 조장하는 말은 하고 싶지 않지만, 정신과 간호사로 근무하던 시절부터 투약을 지속하는 것이 과연 공황장애 치료에 도움이 되는지 의문을 품었고 환자들 또한 같은 고민을 안고 있기 때문에 약에 대한 개인적 견해를 밝혀두고자 한다.

결론부터 말하면 나는 약물치료를 찬성하지 않는다. 약물의 효과는 일시적일 뿐, 공황장애를 '치료'하는 효과가 있는지 의구심이 들기 때문이다. 실제로 약물치료를 받은 환자의 대다수가 재발을 경험한다. 이를 증명하는 임상 데이터도 있다.

약을 복용하고 공황장애를 극복한 후

- 건강을 유지하고 있다 ······························ 30퍼센트
- 재발했다(이전보다 가벼운 증세) ····················· 50퍼센트
- 재발했다(이전과 비슷하거나 무거운 증세) ········ 20퍼센트

이 데이터에 따르면 무려 70퍼센트가 재발을 경험한 셈이다. 이는 우울증 재발률 60퍼센트를 조금 웃도는 수준이다. 이처럼 완치

했다고 생각해도 다시 재발하기 쉬운 것이 공황장애다.

●● 약으로 공황장애를 완치할 수 있을까?

약을 먹고 공황장애가 나아졌는데 어째서 증상이 다시 나타나는 걸까? 그것은 약을 복용하는 동안에만 증상이 억제되기 때문이다. 언제까지고 약을 중단할 수 없다면 그것을 '완치'라고 할 수 있을까? 더는 약을 먹지 않아도 증상이 나타나지 않을 때 비로소 완치라는 말을 쓸 수 있을 것이다.

동전의 양면처럼 약에는 반드시 작용과 부작용이 따른다. 약을 뜻하는 일본어 '구스리(クスリ)'를 거꾸로 읽으면 '리스크(リスク)'가 된다. 우리 몸 안에서 약이 효과를 발휘한다는 것은 곧 부작용(리스크)도 함께 일어나고 있다는 뜻이다.

아이러니하게도 SSRI는 뇌를 흥분시킨다. 항우울제를 복용하는 사람의 자해 또는 자살 기도가 잇따르자 일본 후생노동성도 SSRI 계열 항우울제[파록세틴(paroxetine), 플루복사민(fluvoxamine)]의 사용에 대해 경고하고 나섰다. 간단한 인터넷 검색만으로도 이들 약물의 위험성을 알 수 있다.

한편 항불안제의 가장 큰 문제는 내성이다. 초기에는 데파스[Depas. 주성분 에티졸람(etizolam)] 0.5mg으로 불안을 가라앉힐 수 있지만, 4주 이상 복용하면 양을 두 배로 늘려야 효과가 나타나는 경우도 있다(물론 개인차는 있을 수 있다). 더구나 약의 혈중농도가 낮아지면 마치 담배나 술, 마약을 끊을 때처럼 다양한 금단현상이 나타난다. 결국 일본 정부도 항불안제의 위험성을 인지하고 규제를 가해 현재는 3종류 이상의 약물을 동시에 처방할 수 없다.

◉ 진짜 원인을 찾아내지 않는 한 근본치료는 불가능하다

일단 정신계 의약품을 복용하기 시작하면 중단하기가 쉽지 않다. 항우울제는 2년, 항불안제는 3개월에 걸쳐 복용량을 서서히 줄여나가도록 권고되지만, 이는 어디까지나 지침일 뿐 10년 넘게 금단현상으로 고통받는 사람을 무수히 봐왔다.

나는 정신과 간호사를 그만둔 후에도 병원에서 심리상담사로 일하면서 의사의 진단과 처방 내용이 적힌 진료기록을 열람할 수 있었다. 현장에서는 10~20년 동안 약을 복용하며 증상을 억누른 채 살아가는 환자를 얼마든지 볼 수 있다.

발작을 일으킨 근본 원인, 즉 '잠재의식에 새겨진 트라우마, 스트레스, 불안'을 보지 않고 약물에만 의존하는 것이 일본 정신의학의 현실이다.

병의 진짜 원인을 찾아 치유하지 않는 한 완치는 불가능하다는 것이 심리상담사로서의 내 생각이다.

그렇다고 해서 약물치료를 덮어놓고 부정하는 것은 아니다. 나를 찾아오는 환자들 역시 대다수는 약물치료와 상담을 병행하고 있다. 무엇을 선택하는가는 환자의 자유다. 개인적으로는 서양의학과 대체요법을 상호 보완하며 병행하는 것이 환자에게 가장 이로운 방법이라고 생각한다. 나는 부작용 없이 공황장애를 치유하는 것이 가장 이상적이라는 생각으로 환자들을 돕고 있다.

지금까지 공황장애가 어떤 병인지 살펴봤다. 공황발작이 일어나면 당장 죽을 것 같은 공포가 엄습하지만, 이는 경보 체계의 오작동으로 인한 과잉반응일 뿐 시간이 지나면 자연히 안정을 되찾는다. 우리의 몸은 그렇게 허술하지 않다. 그러므로 안심하길 바란다.

현재 항정신병 약물을 복용하고 있는 사람은 자신의 판단으로 복용을 중단해서는 안 된다. 금단현상이 발생할 위험이 있기 때문이다. 반드시 주치의와 상담한 후 지시에 따라 약을 줄여나가야 한다.
영국 뉴캐슬대학교 명예교수 헤더 애슈턴(Heather Ashton)이 작성한 벤조디아제핀(benzodiazepine) 계열 약품 해설서인 〈애슈턴 매뉴얼(Ashton Manual)〉이 참고가 될 것이다. 임상정신병리학 박사로서 정신계 의약품 전문가인 그녀는 이 지침서에서 금단현상과 부작용에 관해서도 자세히 기술했다.

• 우울증보다 흔한 공황장애 •

환자수 **우울증 100만 명** 〈 **공황장애 480만 명**

일본인 100명 중 4명, 즉 약 480만 명이 공황장애에 시달리고 있다

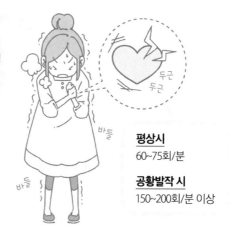

시, 심장이…
하아하아…
숨이 쉬어지지 않아…!
쓰러지면 어쩌지?
이러다간 정말
죽을 것 같아…!!

두근
두근

바들

바들

평상시
60~75회/분

공황발작 시
150~200회/분 이상

기억해둘 포인트

공황발작만으로
사망할 확률은 0%!!

제어하기 어려운 이상 증상이 갑작스럽게 찾아오는 것이
공황발작

**이 책에서는 약을 사용하지 않고 스스로 공황발작을 다스리는
17가지 방법을 소개하고 있다!**

공황발작으로 심장이 아무리 요동쳐도 당신의 심장이 멈출 가능성은 제로, '0퍼센트'다!

단 심장질환 등 지병이 있는 사람은 의료기관에서 정확한 검사를 받아보기 바란다.

 이 책에 소개된 방법은 자신의 판단과 책임하에 시도해야 합니다. 필요 시 전문의 또는 전문가와 상담 후 시도하기를 바랍니다.

나는 회복기에 접어들었을 무렵 일부러 스스로 발작을 일으켰다. 이는 완치로 나아가기 위해 반드시 거쳐야 할 관문이라고 할 수 있다. 단 불안의 정도가 강하고 발작이 빈번하게 일어나는 치료 초기에는 추천하지 않는다.

발작의 빈도가 줄어들고 스스로 증상을 다스리는 방법을 터득한 상태에서 노출요법으로 마음의 안정을 얻었을 때 '졸업시험'을 치른다는 생각으로 시도하는 것이 좋다. 이 시험에 통과하면 분명 완치에 대한 확신을 얻을 것이다.

나는 의도적으로 과호흡을 유도해 공황발작을 일으킨 다음 이 책에 나온 방법으로 증상을 가라앉히기를 반복했다. 그러는 사이에 공황장애를 완전히 극복할 수 있다는 자신감과 마음의 평화를 얻을 수 있었다.

공황장애는 하루아침에 완치되는 병이 아니다. 광장공포 증세가 조금씩 완화되고 발작에 스스로 대처하는 경험을 되풀이하면서 (물론 부침은 있겠지만) 서서히 나아지는 것이다. 그러다 문득 더는 불안을 느끼지 않게 됐다는 사실을 깨닫는 순간이 찾아올 것이다. 그때 당신은 완치를 선언해도 좋다.

제3장

발작을
가라앉히는 것이
최선!

'스스로 증상을
다스리는 기술'
을 익히자

●● 〈야나가식〉 공황장애 회복 방정식

새로운 환자를 만나면 가장 먼저 설명하는 것이 '공황장애 회복을 위한 방정식'이다.

{
공황장애 회복 = 증상을 제어하는 힘 × 트라우마 극복
× 적절한 노출요법 × 유전자를 켜는 생활 방식
}

노출요법이란 예기불안 내지 광장공포를 느끼는 장소를 방문해 발작을 제어하는 경험을 쌓는 행동치료다. 마치 도장깨기를 하듯 불안과 공포를 느끼는 장소를 하나씩 제거해나가는 것이다. 이 과정을 거치지 않으면 공황장애의 극복은 사실상 어렵다.

• 〈야나가식〉 공황장애 회복 방정식 •

증상을 제어하는 힘 ✕ 트라우마 극복 ✕

적절한 노출요법 ✕ 유전자를 켜는 생활 방식

= 공황장애 회복

방정식은 덧셈이 아닌 곱셈이다.

$1+1+1+1=4$ 가 아닌, $1×2×1×2=4$

0이 하나라도 있으면 다른 항목이 모두 만점이어도 결과는 0

증상을 제어하는 힘 0점 ✕ 트라우마 극복 10점 ✕

적절한 노출요법 10점 ✕ 유전자를 켜는 생활 방식 10점

= 공황장애 회복 0점

**그러므로 각 항목을 충분히 이해하고
골고루 점수를 획득하는 것이 중요하다!**

이 방정식을 바탕으로 행동하면 공황장애에서 벗어날 수 있다. 공황장애는 1 + 1 = 2와 같은 덧셈 방식으로 개선되지 않는다. 회복하는 동안에도 증상의 호전과 악화가 반복된다. 오늘 하루 열심히 노력해서 1 + 1 = 2를 달성했다고 해도 내일 2 + 1 = 3이 보장되는 것은 아니다.

이 점을 이해하지 못하면 발작이 재발했을 때 더 크게 실망해 자신감을 잃을 수 있다. 공황장애의 회복 방정식은 '덧셈'이 아니라 '곱셈'이라는 점을 기억하자. 예를 들어 다른 항목에서 모두 10점 만점을 받았다 해도 증상을 제어하는 힘이 '0'이면 총점은 결국 0점이 되고 만다.

공황장애 회복 = 증상을 제어하는 힘(0점) × 트라우마 극복(10점) × 적절한 노출요법(10점) × 유전자를 켜는 생활 방식(10점) = 0점

이는 지금껏 누구도 밝히지 못한 진실이다.

●● 가장 중요한 것은 '증상을 제어하는 힘'이다

방정식을 구성하는 항목 가운데 가장 중요한 것은 '증상을 제어하는 힘', 즉 공황발작을 스스로 컨트롤하는 방법을 익히는 것이다.

공황장애의 밑바탕에는 죽음에 대한 공포가 깔려 있다. 그러므

로 '절대 죽지 않는다'는 안도감을 느끼는 것이 중요하다.

51페이지의 표에서 알 수 있듯이 자신감이라는 기반이 탄탄하게 형성됐을 때 비로소 안도감을 얻을 수 있다. 예기치 못한 순간에 공황발작이 일어나더라도 스스로 대처하는 기술을 익히면 자신감이 붙게 된다. 구급차를 부르지 않아도 스스로 증상을 다스릴 수 있다는 확신. 이것이 없으면 절대 안도감을 얻을 수 없다. 발작을 다스리는 기술을 익혀 자신감이 붙으면 공포를 느끼는 장소에도 편하게 갈 수 있다. 그렇게 치유와 극복의 길로 나아가는 것이다.

공황발작을 경험하고 예기불안과 광장공포에 시달리면 지금까지의 나를 잃어버린 것 같은 상실감을 느끼게 된다. 그것은 마치 내 몸의 절반이 잘려 나간 것 같은 형언하기 어려운 고통이다.

스스로 원해서 병에 걸리는 사람은 아무도 없다. 증상을 제어하는 힘을 기르면 공황발작에서 벗어날 수 있다는 확신을 얻을 것이다.

> 공황발작에서 벗어날 수 있다는 믿음 ➡ 삶을 되찾을 수 있다는 희망
> ➡ 자신감 ➡ 안도감

안도감을 느끼는 것이 가장 중요하다.

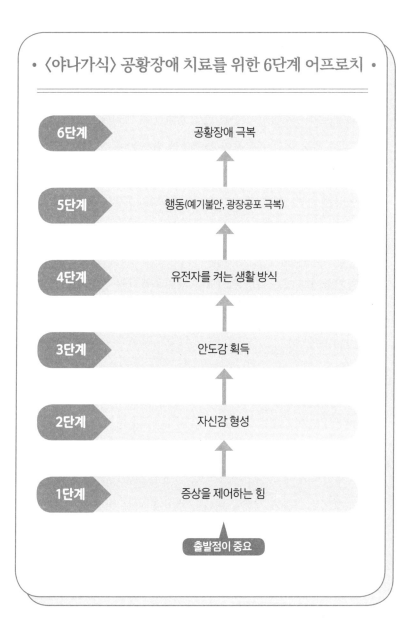

• 〈야나가식〉 공황장애 치료를 위한 6단계 어프로치 •

6단계 공황장애 극복

5단계 행동(예기불안, 광장공포 극복)

4단계 유전자를 켜는 생활 방식

3단계 안도감 획득

2단계 자신감 형성

1단계 증상을 제어하는 힘

출발점이 중요

•• 〈야나가식〉 불안 수조 이론

53페이지 그림의 수조는 당신의 마음이다. 수조 안에 담긴 물의 성분은 스트레스, 불안, 트라우마다. 일, 인간관계, 외부 자극으로 인해 스트레스와 불안이 수조 안에 쌓여간다. 그러다 수조가 담을 수 있는 용량 이상으로 물이 들어오면 밖으로 흘러넘치고 만다. 이때가 바로 공황발작이 일어나는 순간이다.

어떻게 하면 공황발작을 막을 수 있을까? 그렇다. 물이 수조에 가득 차기 전에 덜어내면 된다. 즉 스트레스와 불안이 쌓이지 않게 하면 안도감을 느낄 수 있다.

공황장애가 있는 사람은 언제나 극도의 불안과 긴장 상태에 놓여 있다. 그러므로 **안도감이 공포나 불안보다 큰 상태**를 유지하는 것이 중요하다.

•• 인지행동치료는 어째서 성공하기 어려울까?

대부분의 공황장애 관련 서적은 약을 복용하고 인지의 왜곡을 바로잡아야 한다고 말한다. 불안을 느끼는 것은 잘못된 사고방식 때문이므로 이를 교정해야 한다는 것이다. 바로 이 지점이 이 책과 다른 책의 가장 큰 차이점이다.

그렇다고 해서 내가 약물치료와 인지행동치료를 완전히 부정한다는 뜻은 아니다. 약을 복용해서 효과를 보고 있다면 지속해도

• 〈야나가식〉 불안 수조 이론 •

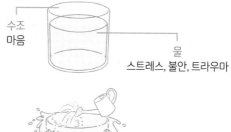

수조
마음

물
스트레스, 불안, 트라우마

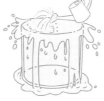

물이 수조 밖으로 흘러넘치는 순간 공황발작이 일어난다.

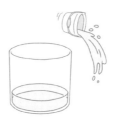

물을 수조 밖으로 퍼내면 공황발작을 막을 수 있다.

물을 덜어내는 것은 스스로 할 수 있다.

좋다(단 약에는 부작용이 있다). 인지행동치료로 호전됐다면 그 역시 중단해야 할 이유는 없다.

이 책의 목적은 가능한 한 약을 먹지 않고 나아지고 싶은 사람, 그리고 인지행동치료로 효과를 보지 못해 절망하고 있는 사람에게 다른 길도 있음을 알려주는 것이다.

좌뇌가 발달해 논리적이고 이성적인 사람은 자신의 인지 왜곡을 인정하고 사고방식을 바꾸는 것이 그다지 어렵지 않은 듯하다. 그러나 논리나 이성보다는 감정을 중시하는 사람, 특히 여성 중에는 인지의 왜곡을 받아들이기 어려워하는 경우가 적지 않다. 실제로 많은 사람이 인지행동치료에 실패해 나를 찾아오고 있다.

인지행동치료에 성공하기 어렵다는 사실을 모르는 다수의 공황장애 환자가 "사고방식을 교정하는 과정은 너무도 고통스러운 데다 아무리 노력해도 차도가 없다"라며 자신감을 상실한 채 악순환에 빠진다.

● 스스로 증상을 컨트롤하는 최신 치료 방법

나는 인지행동치료와 약물치료를 배제하고 공황장애를 치료하는 방법을 연구해 이른바 '야나가식 메소드'로 발전시켰다. 그리고 이미 수많은 환자를 대상으로 효과를 검증했다. 나를 찾아온 공황장애 환자의 대다수가 '야나가식 메소드'로 편안한 삶을 되찾왔다.

그동안은 대처 방법을 몰랐기 때문에 불안했던 것이다. 만에 하나 발작이 다시 찾아온다고 하더라도 스스로 제어하는 방법을 알고 있으면 두려워할 이유가 없다.

이 책에는 유전자를 켜는 방법, 신체적인 기법으로 트라우마를 해소하는 방법 등 지금까지 본 적 없는 최신 셀프헬프(self-help) 방법을 소개하고 있다. 공황장애에서 벗어나게 하는 길잡이로서 이 책이 널리 읽히기를 바란다.

제4장

반드시
알아두어야 할
회복의 단계

좋아지는
과정에는
부침이 있다

●● 한 걸음 전진하고 두 걸음 후퇴한다?

공황장애가 회복되는 동안에는 증상의 호전과 악화가 반복된다. 이 사실을 모르면 증상이 악화될 때마다 좌절하게 된다.

"얼마 전에 큰맘 먹고 전철을 탔거든요. 여차하면 곧바로 내릴 수 있도록 언제나 출입구에서 가장 가까운 자리에 앉는데 그날따라 빈자리가 없는 거예요. 그때부터 가슴이 두근거리기 시작하더니 결국 발작이 일어나고 말았어요. 그대로 바닥에 주저앉아 겨우겨우 버티다 다음 역에 내려서 일단 벤치에 누웠어요. 항불안제를 한 움큼 집어삼키고 나서 발작은 겨우 가라앉았지만, 이번에도 또 실패해서 너무 속상해요."

사례자는 주치의로부터 약을 먹고 불안이 가라앉으면 전철을 타보라는 조언을 듣고 무리한 시도를 하게 됐다고 한다. 나를 찾아오는 사람 중에는 이런 식으로 공황발작이 재발한 후 증상이 더 심해져서 전보다 오히려 행동 범위가 좁아진 경우가 많다.

이쯤에서 한 가지 중요한 질문을 던지고자 한다.

"당신은 공황장애가 치료될 때
어떤 회복 과정을 거치는지 알고 있는가?"

나는 새로운 환자를 만날 때마다 61페이지의 그래프를 그려 보이며 회복의 과정을 설명한다. 하지만 병원에서는 이런 설명을 해주지 않는다. 의사의 소임은 병명을 찾아내 그에 맞는 약을 처방하는 것이기 때문이다. 그래서 대다수 환자가 약을 먹고 열심히 노력하면 그림 A와 같이 '호전 일로'를 걸을 것이라고 생각한다. 그러나 그것은 대단히 큰 착각이다.

공황장애의 회복 과정은 그림 B와 같다. 어느 날은 좋아졌다가 어느 날은 나빠지기도 하고, 한 걸음 전진했다고 생각했는데 두 걸음 후퇴하는 경우도 있다. 이런 사실을 알지 못하면 발작이 일어날 때마다 좌절하게 된다.

이 회복 그래프를 머릿속에 단단히 새겨두기 바란다. 오늘은 실

· 공황장애의 회복 과정 ·

그림 A

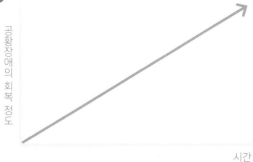

공황장애의 회복 정도

시간

대다수 공황장애 환자는 치료를 받으면 호전 일로를 걸을 것이라고 생각한다.

그림 B

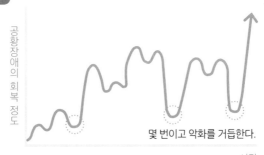

공황장애의 회복 정도

몇 번이고 악화를 거듭한다.

시간

그러나 실제로는 호전과 악화를 거듭하며 조금씩 나아진다.

패하더라도, 또다시 심장이 요동친다 하더라도 '조금씩 전진하고 있다'는 사실을 잊지 않으면 희망의 끈을 놓지 않을 수 있다.

●● 〈야나가식〉 공황장애 치료를 위한 6단계 어프로치

제1장에서 소개한 〈야나가식〉 공황장애 '7가지 불안' 루프 법칙을 떠올려 보자. '끊어야 할 고리는 무엇인가?'라는 질문의 답은 일곱 번째 고리인 '공황발작'이다. 공황발작을 다스리면 악순환을 끊을 수 있다.

앞서 이야기한 것처럼 '〈야나가식〉 공황장애 치료를 위한 6단계 어프로치'(51페이지)를 따르는 것이 가장 효과적인 자가 치료법이므로 나는 상담실에서 이것부터 가장 먼저 알려준다.

발작을 제어하는 힘이 생기면 자신감이 붙는다. 그동안은 발작에 대한 걱정 때문에 행동에 제약이 따랐지만, 스스로 대처할 수 있다는 가능성을 확인하면 안도감으로 이어진다.

비록 부침은 있겠지만, 점차 발작의 빈도가 줄고 좋은 컨디션을 유지하는 날이 늘 것이다. 그러면 다음 단계인 5단계로 넘어가도 좋다. 5단계는 '행동(광장공포, 예기불안 극복)'이다.

●● 욕심은 금물 — 노출요법으로 불안에 익숙해진다!

발작을 스스로 제어하는 힘을 키웠다면 다음은 노출요법을 시도할 차례. 이는 예기불안과 광장공포를 극복하기 위해 반드시 거쳐야 하는 관문이다.

발작을 일으킨 장소를 다시 찾기는 정말 어려운 일이다. 나 또한 앞서 이야기한 사례자처럼 몇 번이고 실패를 되풀이했다. 회복의 과정을 이해하지 못한 상태에서 무리하게 운전대를 잡았다가 도로가 정체되는 바람에 과호흡 발작을 일으켰다. 그것이 트라우마가 되어 그 후로 한동안 운전석에 앉지 못했다.

지금 알고 있는 것을 그때도 알았더라면 얼마나 좋았을까! 그때의 나처럼 처절한 싸움을 이어가고 있는 당신에게 온 마음을 다해 응원을 보낸다.

이 책을 나침반 삼아 노출요법에 도전해보자. 두려워하지 않아도 된다. 이 책과 함께 내가 당신의 곁을 지킬 테니.

노출요법을 시도할 때 반드시 기억해둬야 할 것이 있다. '**절대 욕심 부리지 말 것**'.

예를 들어 지하철 2호선을 타고 잠실역에서 교대역까지 가는 경로를 목표로 설정했다고 가정해보자. '잠실 → 잠실새내 → 종합운동장 → 삼성 → 선릉 → 역삼 → 강남 → 교대'로 이어지는 여정이다(국내 노선으로 대체—옮긴이).

무작정 혼자서 지하철을 탔다가는 도중에 발작을 일으킬 수 있으므로 처음에는 가족이나 친구처럼 믿을 수 있는 사람과 동행하는 것이 좋다.

●● '불안 단계표'를 작성한다

이때 '불안 단계표'를 작성하면 도움이 된다. 불안 단계표란 '잠실 0점, 잠실새내 2점, 종합운동장 3점……'이라는 식으로 구간별로 예상되는 불안의 정도를 점수화한 표다.

그런 다음 노출요법을 시도했을 때 어떤 느낌이 들었는지, 그때 나의 컨디션이 어떠했고 어떻게 대응했으며 개선해야 할 점은 무엇이고 어떤 마음가짐으로 다시 도전하면 좋을지 등을 기록해보자. 이렇게 표로 만들어두면 나의 문제점을 정리할 수 있는 동시에 회복의 과정을 객관적으로 파악할 수 있다. 증상의 호전과 악화에 일희일비하지 않길 바란다. 훈련을 반복하는 동안 반드시 좋아질 것이다.

좌석도 중요하다. 가능하면 출입구 근처에 자리를 잡는 것이 좋다. 역에 도착하면 바로 내릴 수 있기 때문에 조금이라도 불안을 덜 수 있다.

먼저 한 정거장(잠실 → 잠실새내)만 타본다. 별다른 문제없이 성공했다면 다음은 '잠실 → 잠실새내 → 종합운동장'으로 한 정거장씩 늘려나간다. 잠실역에서 교대역까지 왕복이 가능해지면 차츰 출입구에서 먼 자리로 옮긴다. 이렇게 성공 경험을 쌓아나가면 차츰 자신감이 붙을 것이다.

이제 드디어 혼자서 지하철을 탈 차례다. 마찬가지로 처음에는 잠실역에서 잠실새내역까지, 그다음은 잠실역에서 종합운동장역까지. 그렇게 조금씩 익숙해지면 된다.

●● 욕심을 부리면 안 되는 이유

인간은 외부 환경이 변화해도 내부 환경을 일정하게 유지하려는 성질인 '항상성(恒常性, Homeostasis)'을 가지고 있다. 외부 온도와 상관없이 언제나 일정한 체온을 유지하고, 체액의 산도도 pH7.35±0.5의 범위를 벗어나지 않는다.

감기에 걸려 열이 펄펄 끓어도 바이러스와 세균이 죽고 없어지면 원래의 체온을 회복한다. 이처럼 항상성은 원래의 상태로 돌아가는 힘을 발휘한다. 이 항상성을 이해하지 못하면 노출요법에 성공하기 어렵다.

노출요법을 시도하기로 한 이상 이왕이면 과감하게 도전해보자고 생각할 수 있다. 어쩐지 효과도 더 클 것처럼 느껴진다. 그래서 처음부터 잠실역에서 교대역까지 단숨에 성공하려고 욕심을 부린다.

그러나 운 좋게 이 무리한 도전에 성공한다 해도 항상성이라는 자연의 섭리 때문에 그 상태를 유지할 수 없다. **변화의 폭이 크면 그만큼 되돌아가려는 힘도 커진다.** 결국 회복에 속도가 붙지 않고, 설상가상 발작이라도 일어나면 노출요법은 자신에게 맞지 않는다며 포기하게 된다. 그렇게 완치의 길은 요원해진다.

나는 **아무도 이런 이야기를 해주지 않기 때문에 욕심을 부리다 회복이 더뎌지는 것**이라고 생각했다. 당신은 이제 항상성의 비밀을 알았으니 절대 무리하지 않기를 바란다. 항상성을 거스르려 하지 말고 내 편으로 만들어 회복의 길로 나가자.

●● 불안의 이면에는 '바람'이 있다

지금까지 스스로 증상을 제어하면 불안을 떨쳐낼 수 있으며, 이를 통해 안도감과 자신감을 얻는 것이 중요하다는 점을 설명했다. 또 회복하는 동안 호전과 악화를 반복할 수 있으며, 노출요법을 시도할 때는 욕심을 부리지 말고 차근차근 전진하는 것이 중요하다는 점도 이야기했다.

이제 끝으로 **불안은 '적'이 아니라는 사실**을 말해주고 싶다.

제1장에서 이야기한 것처럼 공황발작은 트라우마로 인한 뇌의 오작동으로 발생한다. 그런데 이는 사실 원시시대부터 이어져 내려온 생명 보존을 위한 잠재의식, 즉 본능의 발현이라는 사실을 아는가?

아주 오랜 옛날 독사의 위험을 모르던 원시인이 숲에서 뱀에 물려 생명을 잃었다. 그 후로 다른 원시인들은 뱀과 마주치면 공포를 느끼고 도망가 살아남을 수 있었다. 이처럼 불안과 공포에는 순기능이 있다.

또 불안의 이면에는 '자신이 원하는 대로 이루어지기를 바라는 마음'이 숨어 있다. 심리학에서는 이를 '이차적 정서(이면에 숨은 진짜 감정)'라고 부른다. 예를 들어 전철을 타면 발작이 일어날까 두려워하는 사람에게는 '나도 다른 사람처럼 편안한 마음으로 전철을 타고 싶다'는 바람이, 여러 사람 앞에서 말하기를 어려워하는 사람에게는 '사람들 앞에서도 당당하게 이야기하고 싶다'는 바람이, 치과 진료실에서 공포를 느끼는 사람은 '치료가 무사히 끝나면 좋겠다'는 바람이 있다.

마음 깊은 곳에 숨은 '바람'을 이루기 위해 어떤 노력을 할 수 있을까? 이에 대한 답을 노트에 적어보면 더 분명한 목표를 설정할 수 있다. 불안의 이면에는 '바람'이 있다는 사실을 잊지 말자.

●● 과거, 현재, 미래 — 불안을 이해하는 단서

'불안'은 그 막연하고 추상적인 느낌 때문에 해결이 더 어렵게 느껴진다. 하지만 과거, 현재, 미래를 기준으로 불안을 분류해 내가 어떤 불안에 시달리고 있는지 이해하면 그에 맞게 대응할 수 있다.

① 과거의 트라우마: 과거의 좋지 않은 일이 되풀이될지 모른다
   는 불안
② 현재의 불안: 현재의 좋지 않은 상황으로 인한 불안
③ 미래에 대한 불안: 어두운 미래가 기다리고 있을지 모른다는
   불안

크든 작든 누구나 트라우마 하나쯤은 가지고 있다. 어린 시절에
귀여운 강아지를 쓰다듬으려다 손을 물린 기억 때문에 성인이 돼
서도 강아지를 무서워하는 경우를 예로 들 수 있다. 이 같은 **과거
의 트라우마와 관련된 불안은 신체 활동을 통해 해결할 수 있다.**

●● 바꿀 수 있는 것과 바꿀 수 없는 것

다음은 현재의 좋지 않은 상황 때문에 불안을 느끼는 경우인데,
여기에 해당하는 사람이 가장 많은 것 같다. 그러나 이러한 불안
은 오래 지속되지 않는다. 시간이 지나면 자연히 해결될 것이라는
믿음을 가지면 대응 방법을 찾을 수 있다.
끝으로 미래에 대한 불안은 아직 일어나지도 않은 일을 지나치
게 걱정하는 데에서 비롯된다. 그러나 **불안한 상상이 실제로 일어**

날 가능성은 매우 낮다는 사실을 알고 나면 마음이 한결 편안해질 것이다.

"과거와 타인은 바꿀 수 없다. 바꿀 수 있는 것은 나 자신과 미래뿐이다"라는 말이 있다. 상대를 변화시키기 위해 아무리 열심히 노력한다고 하더라도 한 사람이 평생에 걸쳐 구축한 가치관을 바꾸기란 쉽지 않다. 상대를 바꿔보겠다며 아등바등하기보다 내가 먼저 달라지는 것이 훨씬 빠르고 건설적이다.

미래에 대한 불안도 이와 비슷하다. 일단 불안한 마음이 들기 시작하면 생각이 꼬리를 물며 불안이 눈덩이처럼 불어난다. 그러나 그중 80퍼센트는 현실화되지 않는다는 사실을 아는가? 일어나지도 않을 일을 걱정하느라 에너지를 소모하는 것은 너무나 안타까운 일이다.

앞에서 이야기한 것처럼 위험을 회피하기 위해 우리 몸은 경보를 발령한다. 본능을 억제하는 것은 불가능하지만, 불안을 덜어내는 것은 가능하다. 그래서 불안을 다스리는 기술을 익혀야 한다고 강조하는 것이다.

공황발작에 대한 불안은 자신의 의지로 다스릴 수 있는 불안이다. 제어가 불가능한 불안에 에너지를 쏟아봤자 자신만 피폐해질 따름이라는 점을 기억하기 바란다. 이 책을 끝까지 읽으면 과거, 현재, 미래의 불안에 대처하는 방법을 알게 될 것이다.

'**공**황장애와 불안이라는 적이 소중한 내 인생을 망쳐버렸다!' 나는 공황발작을 일으킨 후 나 자신을 잃어버린 것만 같은 깊은 상실감에 빠졌다. 그러나 나를 되찾겠다고 몸부림칠수록 잃어버린 나는 점점 멀리 떠나갔다. 공황장애를 '적'으로 인식하는 한 벗어나기가 더 어려워진다는 사실을 깨달아야 한다.

깊은 상실감에 괴로워하던 중 예전부터 친분이 있던 가수 Be-B(이즈미 요우)의 'It's All Right'라는 노래를 들었다. 후렴구의 "슬플 때는 울어도 돼. 울고 나서 강해지면 돼"라는 가사가 나를 일으켜 세웠다. 그녀의 노랫말처럼 정말로 눈물을 흘리고 나니 마음이 단단해졌다. 내게 큰 용기를 준 노래. 음악의 힘은 실로 대단하다.

나도 전에는 밴드에서 기타를 치고 노래를 불렀지만 발작이 일어난 뒤로 밴드 활동을 그만둘 수밖에 없었다. 이대로 뮤지션의 꿈을 접어야 하나……. 나는 깊은 고민에 빠졌다. 공황장애에서 벗어나고 싶었지만 그럴수록 더 깊은 수렁으로 빠져드는 것 같았다. 결국 공황장애와 싸우는 대신 공생하는 길을 선택했다. 비틀스의 'Let It Be'처럼.

공황장애와의 대결 구도를 형성하면 오히려 '공황장애는 적이고, 나는 지금 병에 걸렸다'라는 개념이 잠재의식에 각인된다. 더구나 전투 상황에서는 자율신경이 흥분하기 때문에 회복은 더 어려워진다. '있는 그대로 흘러가는 대로 나를 맡긴다'는 마음가짐이 내가 공황장애에서 벗어날 수 있었던 이유 중 하나라고 믿는다.

제5장

마음, 몸, 유전자에
접근하는 치료법

자기 암시로

불안을

덜어낸다

● 일본인은 불안 유전자를 가지고 있다?!

국가별, 인종별로 불안 유전자를 보유한 비율을 조사한 연구 [Noreen Goldman, Dana A. Glei, Yu-Hsuan Lin and Maxine Weinstein, 2010, The Serotonin Transporter Polymorphism (5-HTTLPR): Allelic Variation and Links with Depressive Symptoms, Depression and Anxiety, 27:260-269]를 보면 일본인은 상대적으로 불안 유전자의 보유율이 높다는 것을 알 수 있다.

불안을 쉽게 느끼는 유전자란 '세로토닌 전달체(5-HTTLPR) 유전자'를 말한다. 이 유전자는 '행복 호르몬'이라고 불리는 신경전달물질인 세로토닌(serotonin)의 양을 조절하는 역할을 담당한다.

세로토닌은 깊은 잠을 자고 안정적인 정신 상태를 유지하는 데 필수적인 물질로, 우울증과 같은 정신질환에 걸리면 그 양이 감소

한다고 밝혀졌다.

이 세로토닌과 관련된 정보가 기록된 세로토닌 전달체 유전자는 크게 두 종류로 나뉜다. 매사에 신중하고 쉽게 불안을 느끼는 성격으로 발현되는 'SS형'과, 대범하고 낙관적인 성격으로 발현되는 'LL형'이 그것이다. 미국인은 LL형이 전체의 30퍼센트를 차지하지만, 일본인은 1.7퍼센트에 불과하다. 일본인의 무려 80퍼센트가 쉽게 불안을 느끼는 SS형 유전자를 지니고 있다.

미국 사람들은 대체로 자기주장이 강하고 생각한 것을 말로 표현하며 상대와 의견이 다르더라도 그것을 명확히 전달하는 경향이 있다. 자기의사가 분명하지 않은 사람은 존재감을 인정받기 어려운 사회적 분위기 때문에 다른 사람의 시선을 의식하기보다 자신의 생각을 적극적으로 표현하는 것을 중요하게 여긴다.

반대로 일본에서는 자신의 주장을 내세우기보다는 되도록 다수의 의견을 수용하고 따르는 것을 미덕으로 여긴다. 이 또한 유전자의 영향일지 모른다.

●● **나에게 필요한 DNA를 깨우자**

유전자를 조종하는 것은 불가능하다고 생각할지 모르지만, 놀랍게도 우리는 유전자의 스위치를 켜거나 끌 수 있으며 이를 통해 완벽히 변신할 수 있다.

나는 유전자를 연구하는 학자가 아니고 전문가도 아니지만, 세계적인 유전자 학자인 무라카미 가즈오(村上 和雄. 쓰쿠바대학 명예교수) 교수는 자신의 저서 《인연은 이렇게 문을 두드린다(人生の暗号)》에서 자신의 의지로 유전자를 켜고 끄는 것이 가능하다고 말했다.

'유전자'라고 하면 그저 어렵게만 생각하는 사람이 많은 것 같다. 인간의 몸은 약 60조 개의 세포로 구성되어 있는데, 그 중심에 위치한 핵 안에 유전자(DNA)가 들어 있다. 먼저 무라카미 교수의 책을 잠시 살펴보자.

DNA는 이중 나선 구조를 이루고 있는데, 여기에 4종류의 염기로 유전 정보가 기록돼 있다. 인간 세포 한 개에 포함된 유전 정보는 약 30억에 이르는 염기쌍에 의해 만들어진다.

(중략)

그 정보의 양을 책으로 환산하면 천 페이지짜리 책 천 권에 달한다. 즉 우리의 생명 활동은 30억에 이르는 염기쌍이 만들어내는 방대한 정보를 바탕으로 이루어지는 것이다.

(중략)

인체의 모든 세포는 동일한 정보를 지니고 있다. 이쯤에서 우리는 중대한 의문을 제기하지 않을 수 없다.

무라카미 교수는 우리에게 이렇게 질문을 던진다. 이는 대단히 중요한 질문이므로 조금 더 살펴보자.

'간 세포는 간의 역할만 하고 손톱 세포는 손톱의 역할만 하는 이유가 무엇일까?'라는 것이다.

(중략)

손톱 세포가 손톱으로만 분화하는 메커니즘은 무엇일까? 그것은 손톱 세포에 들어 있는 정보 중 손톱과 상관없는 다른 유전자의 기능은 모두 봉인되기 때문이다. 마찬가 지로 머리카락 세포도 머리카락과 상관없는 다른 기능은 잠겨 있다.

무라카미 교수는 이를 바탕으로 유전자를 켜고 끄는 기능에 관 해 설명한다.

세포의 유전자는 그 기능이 깨어 있는 부분과 잠들어 있는 부분이 존재한다. 그러나 잠들어 있는 부분이 영원히 깨어 나지 않는 것은 아니며, 깨어 있는 부분이라고 해서 유전 자가 사멸할 때까지 그 기능이 지속되는 것도 아니다. 최근 밝혀진 바에 따르면 유전자의 기능은 전등의 스위 치처럼 켜고 끄는 것이 가능하다. 젊은 나이에 흰머리가 생긴 사람은 머리카락을 까맣게 유지하는 유전자의 기능이 제대로 작동하지 않기 때문이고(OFF), 나이가 들어도 탄력 있는 피부를 유지하는 사람은 진작 잠들었어야 할 피부 세포의 유전자가 여전히 활발하게 작동하기 때문이다(ON).

전체 유전 정보 가운데 실제로 작동하는 것은 5~10퍼센트에 불과하다고 알려져 있다.

(중략)

인간의 잠재능력이 얼마나 클지 쉽게 짐작할 수 있다. 자기에게 유리한 유전자는 깨워 일하게 하고 불리한 유전자는 잠들게 할 수 있다면 더 바랄 나위가 없을 것이다.

예를 들어 사람은 누구나 암을 일으키는 유전자를 가지고 있는데 이런 유전자는 영원히 잠들어 있어도 좋다. 만에 하나 눈을 뜬다 하더라도 다시 잠재워야 한다. 더 나은 삶을 살기 위해서는 좋은 유전자의 스위치는 켜고 나쁜 유전자의 스위치는 끌 필요가 있다.

나는 무라카미 교수의 책에서 단서를 얻어 활발하게 기능해야 할 유전자를 '건강 유전자', 그리고 나에게 도움이 되지 않는 유전자를 '불안 유전자'로 정의했다.

●● 무엇이 유전자의 스위치를 켜는가

그렇다면 어떻게 해야 '건강 유전자'를 깨울 수 있을까?

무라카미 교수는 말기 암 선고를 받은 환자가 몽블랑 등정에 성공한 후 면역력이 상승한 사례, 암 환자에게 재미있는 만담을 들려주어 크게 웃게 한 후 면역력을 측정한 결과 지표가 상승한 사례를 들며 긍정적인 마음가짐이 병세를 호전시키는 데 영향을 미치는 것은 확실해 보인다고 말한다. 이는 건강 유전자의 스위치가 켜졌기 때문이다. 몽블랑 정상에 오르고 배꼽 빠지게 웃는 행위는 긍정적인 감정을 불러일으킨다.

무라카미 교수는 그의 또 다른 저서 《유전자를 켜고 살아가기(遺伝子オンで生きる)》에서 긍정적인 감정으로 충만하면 건강 유전자의 스위치가 켜진다는 것을 실험으로 증명했다. 이 실험은 로이터 통신을 통해 전 세계에 알려졌고 미국 당뇨병 잡지에 게재되어 큰 반향을 일으켰다.

그는 웃음이 유전자의 스위치를 켜고 끄는 것이 가능한지 알아보기 위해 '긍정적인 생각과 감정을 느끼면 혈당치가 낮아진다'는 가설을 세우고 평균 63세의 제2형 당뇨병 환자 25명을 대상으로 실험을 실시했다.

이틀에 걸쳐 진행된 실험의 첫째 날에는 점심 식사 후에 지루한 당뇨병 강의를 듣게 하고, 둘째 날에는 같은 시간에 재미있는 만담을 들려줬다. 그리고 점심 식사 전, 강의와 만담 후에 각각 혈당치를 측정했다. 지루한 강의를 듣고 난 후 피험자들의 혈당치는 식사 전에 비해 혈액 100밀리리터당 평균 123밀리그램 상승한 반면, 만담을 들으며 실컷 웃은 후에는 평균 77밀리그램밖에 상승하지 않았다.

또한 그는 이 실험에서 'DNA 칩'을 이용한 최신 검사 방법으로 약 1,500개에 달하는 유전자의 활동성을 조사했다. 그 결과 만담을 들은 후 10종류의 유전자는 움직임이 활발해졌고 5종류의 유전자는 활동이 둔해졌다는 사실을 확인했다. 유전자의 활동성이 커진 것은 체내에 침투한 이물질을 분해하는 효소인 '카텝신(cathepsin) S'와 면역 정보를 전달하는 단백질인 'T세포 수용체' 등이었고, 반대로 활동이 둔해진 것은 암 억제 유전자의 기능을 방해하는 단백질이었다.

이처럼 웃음은 면역력을 높이고 암을 억제하는 유전자를 깨운다. 무라카미 교수의 실험은 웃음을 통해 스위치가 켜지는 유전자와 꺼지는 유전자가 있다는 사실을 세계 최초로 밝혀낸 것이다.

◉◉ 명상의 위대한 힘

웃음이 이토록 효과적이라면 기쁨, 즐거움, 감동, 감사, 기도, 명상도 건강 유전자를 켤 수 있을 것이라고 무라카미 교수는 말한다. 그중에서도 '기도와 명상'을 효과적인 방법으로 꼽으며 하버

드대학교 의과대학 허버트 벤슨(H. Benson) 박사의 말을 빌려 그 이유를 설명한다.

기도와 명상은 뇌의 사고 활동을 차단한다. 그러면 순환 기계를 관장하는 뇌간, 기억과 학습을 담당하는 해마, 집 중력을 담당하는 뇌 영역의 움직임이 활발해진다. 그 결과 몸이 이완되며 다양한 병증이 완화된다.

기도와 명상은 고혈압, 부정맥, 만성통증, 불면, 불임, 생리불순, 불안증, 우울증 같은 질환에 효과를 보인다고 벤슨 박사는 말한다. 2017년 8월 일본 NHK에서 방송한 〈사이언스 제로(サイエンスZERO)〉(2003년부터 일본 NHK에서 방송하고 있는 과학 교육 프로그램—옮긴이)라는 프로그램의 '신 명상법 마인드풀니스로 뇌를 개선한다!(新·瞑想法 マインドフルネスで脳を改善!)'편에서는 마인드풀니스(Mindfulness)의 대가로 알려진 미국 위스콘신대학교 리처드 데이비슨(Richard Davidson) 교수가 출연해 마인드풀니스 명상을 단 하루 동안 시행하는 것만으로도 8시간 후 RIPK2 유전자(만성 염증 유전자)의 활동이 명상을 하지 않은 사람에 비해 드라마틱하게 둔해지는 것을 확인했다고 밝혔다. 그는 "(명상과 같은) 정신 수련이 유전자의 활동에 영향을 미친다"고 말했는데, 이는 무라카미 교수의 주장과도 일맥상통한다.

⚽ 기도를 하면 사랑 호르몬이 나온다

뇌과학자이자 의학박사인 나카노 노부코(中野 信子) 박사는 자신의 베스트셀러 《뇌과학으로 본 '기도'(脳科学からみた「祈り」)》에서 기도를 통해 건강을 회복하는 현상에 대해 다음과 같이 설명한다.

> 옥시토신(oxytocin)과 기도의 관계를 생각해보자. 소중한 사람을 떠올리며 마음 가득 그 사람에 대한 애정이 흘러넘칠 때 뇌에서는 옥시토신이 대량으로 분비된다. '소중한 사람이 행복하기를……'. 기도는 자기 자신이 아닌 다른 누군가를 위한 것이다. 그런데 아이러니하게도 그 기도가 자신의 뇌에도 좋은 영향을 미친다.
>
> (중략)
>
> 옥시토신은 면역력을 높인다. '선한 기도'를 통해 뇌에서 옥시토신의 분비가 늘어나면 그것이 병을 고치는 묘약으로 작용한다.

기도뿐 아니라 애정을 느끼고 표현하는 것도 옥시토신의 분비를 촉진해 뇌와 마음에 긍정적 영향을 미친다.

옥시토신은 '사랑 호르몬'이라고 불리는 신경전달물질로 부부나 연인 사이 또는 부모와 자녀가 스킨십을 할 때, 어머니가 아기에게 젖을 물릴 때 대량으로 분비된다. 어린 시절 부모의 사랑과 관심을 받지 못한 것이 트라우마로 남아 공황장애를 일으키는 경우가 있는데, 기도를 하거나 몸을 부드럽게 쓰다듬는 행동이 옥시토신의 분비를 촉진해 공황장애에 긍정적 영향을 미치리라는 점을 쉽게 짐작할 수 있다.

●● 잠재의식에 작용하는 효과적인 방법

기도에 열중할 때, 긍정적인 생각을 할 때, 마음 깊은 곳에서 고마움을 느낄 때, 명상을 할 때, 그리고 잠재의식에 암시를 불어넣을 때 인간은 누구나 최면 상태라고 불리는 일종의 가벼운 무아지경에 빠진다. 이는 뇌파 분석을 통해 과학적으로 입증할 수 있다.

인간의 뇌파는 다음과 같이 구분할 수 있다.

- 베타파(14~28Hz): 일반적인 각성 상태. 생각하고 움직일 때.
- 알파파(7~14Hz): 안정적이고 편안한 상태. 기도, 명상, 자기 암시를 하거나 감사를 느낄 때.
- 세타파(4~7Hz): 얕은 수면 상태. 깊은 명상을 하거나 몸이 충분히 이완됐을 때.

이 가운데 알파파가 발생하는 경우가 바로 잠재의식과 연결된

상태다. 무라카미 교수가 "기도가 유전자를 깨운다"고 이야기한 것도 이 때문이라고 나는 생각한다. 그 역시 자신의 저서 《희망은 이루어진다 반드시 좋아진다(望みはかなうきっとよくなる)》에서 다음과 같이 이야기하고 있다.

> 마음과 유전자의 관계에 대한 연구를 계속해왔다. 그 과정에서 웃음, 즐거운 감정(마음)이 유전자의 스위치를 켜고 끄는 데 관여한다는 사실을 발견했다. 마음과 유전자 사이에는 분명한 상관관계가 있다고 생각한다.
> 그러나 기도는 단순히 마음에 국한되지 않는 것 같다. 무의식이나 잠재의식과 같이 마음보다 더 깊은 정신세계와 관련이 있다고 생각한다.

기도는 가벼운 무아지경 상태에서 신비로운 힘을 발휘하는 언어이자 암시인 것이다.

•• 암시의 힘이 유전자에 전달될 수 있을까?

나를 찾아온 환자 중 다수는 스스로 암시를 거는 방법으로 발작과 불안이 줄어드는 경험을 한다.

인간의 몸에는 60조 개의 세포가 존재하는데, 각 세포에 담긴 유전자 정보(DNA) 가운데 겨우 5퍼센트만 사용하고 나머지 95퍼센트는 잠들어 있다고 한다. 잠재의식에 암시를 거는 것은 이 95퍼센트에 포함돼 있을지 모르는 착한 유전자의 스위치를 켜는 것이다.

나는 잠재의식의 심연에 좋은 말을 들려주어 건강 유전자를 켜면 불안과 공황장애를 효과적으로 개선할 수 있다고 믿는다. 제2장에서 이야기한 것처럼 나 또한 최면요법으로 암시를 걸어 공황장애를 극복했고, 현재는 유전자의 스위치를 켜는 더 많은 방법을 개발해 상담에 활용하고 있다.

●● 어린 시절의 깊은 트라우마에서 벗어날 수 있다!

어린 시절에 겪은 부모의 학대 등으로 인한 트라우마도 불안증이나 민감한 성격의 원인이 될 수 있다. 도모다 아케미 박사(友田明美. 아동학대가 뇌에 미치는 영향을 연구한 뇌과학자―옮긴이)의 저서 《아동학대와 상처받은 뇌―치유되지 않는 상처(いやされない傷―童虐待と傷ついていく脳)》에는 폭언, 괴롭힘, 가정 폭력 등을 당한 사람의 뇌를 촬영한 사진이 실려 있는데, 실제로 뇌의 크기가 줄거나 상흔이 남은 것을 확인할 수 있다. 마음에 상처를 입으면 잠재의식에 트라우마로 각인되는 것이다.

이에 관해서는 졸저 《부드러운 우울증 치료법(やさしいうつの治し

かた)》에서 트라우마를 스스로 해소하는 33가지 방법을 적어두었으니 참고가 되길 바란다. 물론 이 책에서 소개하는 방법도 불안장애와 우울증을 개선하는 데 큰 도움이 될 것이다.

뿌리 깊은 트라우마를 들추는 것은 그 자체로 고통을 수반한다. 증상이 무거운 환자는 당시의 고통이 생생하게 되살아나는 플래시백(flashback) 현상을 겪을 수 있다. 그러므로 절대 혼자서 무리하게 시도하지 말고 트라우마 치료의 전문 지식을 지닌 상담사나 의사의 도움을 받길 바란다.

제6장

혼자서도 쉽게 할
수 있다! 요동치는
심장을 지금 당장
가라앉힐 수 있다!

불안을
잠재우는
17가지 방법

1분간 눈을 가볍게 누른다
···▶ 안구 심장 반사

"두 눈을 감고 1분간 가볍게 누른 후 눈동자를 움직이면 요동치
던 심장이 잠잠해진다!!"

이렇게 말하면 신기한 마술처럼 느껴질지도 모르지만, 여기에
는 어엿한 과학적 근거가 있다. 안구를 압박하면 심장 박동이 느
려지는 '안구 심장 반사(Aschner's reflex)'를 이용하는 것이다.

불안을 느끼면 심장이 빠르게 뛴다. 그런데 뒤집어 생각하면 심
장이 빠르게 뛰기 때문에 불안을 느낀다고도 볼 수 있다.

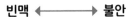

조금 전문적으로 설명하면, 안구 뒤쪽에 있는 삼차신경(三叉神經,
trigeminal nerve)에 가해진 자극이 척수의 미주신경(迷走神經, vagus

nerve)을 통해 심장신경으로 전달되면 맥박이 느려진다. 사고방식을 교정하는 지난한 과정 없이, **신체를 직접 자극함으로써 불안을 즉각적으로 억제**하는 것이다.

구체적인 방법은 다음과 같다.

① 두 눈을 감고 손가락 세 개로 눈꺼풀을 가볍게 누른다.
　　(강하게 압박하지 않도록 주의한다. 콘택트렌즈는 미리 제거한다.)
② 눈을 뜨고 눈동자를 좌우로 천천히 움직인다.
③ 천천히 심호흡한다.

이것이 전부다. 무척 간단하지 않은가?

• 눈꺼풀을 누르면 두근거림이 진정된다! •

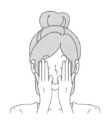

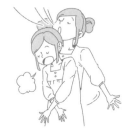

1 눈을 감고 손가락 세 개로 눈꺼풀을 가볍 게 누른다.
(30초~1분)

2 눈을 뜨고 눈동자를 좌우로 천천히 움직 인다.

3 천천히 심호흡한다.

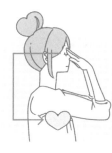

해설

삼차신경에 가해진 자극이 미주신경을 통해 심장신경으로 전달되면 맥박이 느려진다.

고무밴드 팅기기
···▶ 의식을 신체로 돌리는 효과

불안을 감지하면 우리 몸은 경보를 발령한다. 이때 주의를 분산함으로써 불안에서 벗어나는 방법이 고무밴드 팅기기다.

공황장애를 겪던 시절 나는 치과 치료를 받으러 갈 때마다 불안에 휩싸였다. 입을 벌린 채 치료대에 고정된 상태에서 발작이라도 일어나면 그야말로 '속수무책'이니 말이다. 나는 그렇게 예기불안에 지배당하고 있었다.

내가 선택한 방법은 불안이 엄습할 것 같은 기운이 느껴지면 허벅지를 꼬집어 치료의 통증과 불안을 상쇄하는 것이었다. '신체 자극'을 불안 해소의 '주문'으로 삼은 것이다.

같은 원리로 고무밴드를 손목에 차고 있다가 불안이 느껴지면 밴드를 팅겨서 따끔한 통증을 만들어내는 것이 도움이 된다.

공황발작이 일어나면 의식은 미래에 대한 불안에 사로잡힌다.

이때 고무밴드를 튕겨 순간적으로 통증을 일으키면 의식을 '이 순간'으로 되돌릴 수 있다. 이와 동시에 "나는 고무밴드를 튕기면 마음이 놓인다"라는 말을 되뇌며 자기 암시를 걸면 효과적이다.

이는 스포츠 선수들이 큰 경기에 출전할 때 긴장과 불안을 해소하는 방법으로도 이용하고 있다. 스포츠심리학에서도 인정하는 과학적 방법인 것이다. 공황발작과 불안증에도 효과가 있으니 실천해보길 바란다.

• '따끔!' 불안에 사로 잡힌 의식을 '지금 이 순간'으로 •

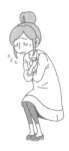
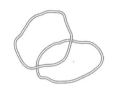
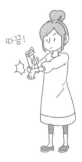

발작이 일어날지도 모른다는
불안에 사로잡힌 상태

고무밴드를
손목에 감아둔다.

불안이 느껴질 때마다
고무밴드를 튕긴다.

자기 암시

나는 고무밴드를 튕기면 마음이 놓인다.
불안이 사라진다.
마음이 무척 편안해진다.

이 문구를 기억해두었다가 반복적으로 외워보자.
마음의 90%를 차지하는 잠재의식에 암시를 불어넣으면
그대로 이루어질 것이다.

이마 만지기

···▶ 서바이벌 모드의 뇌를 릴랙스 모드로 전환한다

어처구니없는 실수를 저질렀을 때 "아차!" 하며 자신도 모르게 이마에 손을 가져다 댄 경험이 있을 것이다. 이는 흥분한 대뇌 변연계를 진정시켜 불안 모드에서 벗어나려는 무의식적 행동이다 (대뇌 변연계의 과잉반응 때문에 공황발작이 일어난다는 것은 제1장에서 설명했다).

이마에 손을 가져다 대는 행동은 논리적 사고와 이성을 담당하는 전두엽의 혈류를 증가시켜 흥분을 가라앉히는 효과가 있다. 운동학(kinesiology)에서는 이를 'ESR요법(Emotional Stress Release, 감정 스트레스 해소 요법)'이라고 부르는데, 해외에서는 보험 혜택도 받는 정식 의료 요법이다.

이마에는 '신경 혈관 포인트'라고 하는 반사 포인트가 있는데 이곳을 만지면 이성적으로 생각하고 행동하게 된다. 공황발작은 물론 마음이 가라앉지 않아 불안하고 초조할 때, 잠자리에서 잠을 청할 때처럼 뇌를 '릴랙스 모드'로 전환하고 싶을 때 심호흡과 함께 시행하면 효과적이다.

방법은 매우 간단하다. 손바닥으로 이마를 지그시 누르면서 불안과 스트레스를 일으키는 원인을 생각하며 눈을 감는 것뿐이다. 아무런 도구 없이 쉽게 불안을 잠재울 수 있으므로 꼭 실천해보길 바란다.

• 뇌를 릴랙스 모드로 전환한다 •

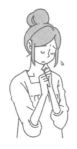

1

눈을 감고 '불안, 스트레스, 공포'를 일으키는 원인을 생각한다

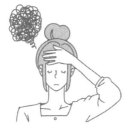

2

손바닥 전체를 이용해 이마를 지그시 누른다

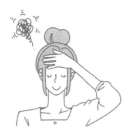

3

불안한 마음이 가라앉으면 눈을 뜬다

어루만지며 고맙다고 말하기
···▶ 불안 유전자를 끄는 방법

공황장애에 시달리던 시절 불안이 느껴지면 가슴이 터질 듯 쿵쾅거렸다. 그럴 때마다 나는 가슴을 어루만지며 "심장아, 쉬지 않고 움직여줘서 고마워"라고 말했다. 또 우울증 때문에 머리가 깨질 듯 아프면 이마에 손을 얹고 온기를 느끼며 "머리야, 고마워"라고 말했다.

다른 사람과의 스킨십이 아니어도 스스로 신체 부위를 어루만지면 뇌에서 사랑 호르몬이라고 불리는 옥시토신이 분비된다. 그러니 내 몸의 세포들에게 따뜻한 말로 고마움을 전해보자.

뇌와 심장 같은 신체 조직뿐 아니라, 불안이 나를 괴롭힐 때도 가슴을 쓰다듬으며 "불안아, 고마워"라고 말해보는 건 어떨까? '불안 때문에 이 고생을 하는데 고마워하라니……!' 하고 반감을 느끼는 사람도 있을 것이다. 그러나 우리 몸을 구성하는 60조 개의 세포, 그리고 그 세포 하나하나에 들어 있는 유전자는 끊임없이 나를 위해 일하고 있다. '고맙다'는 말로 불안 유전자를 달래서 스위치를 끌 수 있다면, 나아가 무려 95퍼센트의 가능성을 내포하고 있는 착한 유전자의 스위치를 켤 수 있다면 시도할 가치가 충분하지 않을까?

이 또한 매우 간단한 데다 효과적인 방법이므로 꼭 실천해보길 바란다. 건강 유전자의 스위치가 켜지면 마음이 한결 편안해질 것이다.

• "심장아, 고마워!" •

양손을 가져다 대고

머리야,
언제나 나를 위해
열심히 일해줘서 고마워!

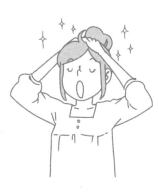

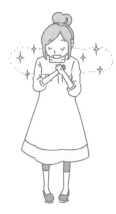

심장아,
나를 위해 쉬지 않고
뛰어줘서 고마워!

내 몸의 세포 하나하나에 고마움을 전하면
불안 유전자는 꺼지고 건강 유전자는 켜진다.

7번 암시법

···▶ 잠들어 있는 착한 유전자 깨우기

무라카미 교수는 잠재의식에 도달할 정도로 기도에 몰입하면 유전자를 깨울 수 있다고 이야기한다. 나 역시 이 말에 전적으로 동의한다. 기도는 '신비로운 힘을 지닌 암호'라는 것이 내가 세운 가설이다. 이는 '야나가식 메소드'의 근간을 이루는 개념 중 하나다.

제5장에서도 이야기했지만, 최면요법의 일종인 '자기 암시'를 통해 실제로 발작과 불안이 호전된 환자가 많다는 사실이 내 가설을 입증하고 있다. 암시를 거는 행위가 잠들어 있던 95퍼센트의 유전자를 깨웠기 때문이라고 생각한다. 실제로 나는 이 가설을 바탕으로 유전자를 깨우는 다양한 방법을 개발해 환자들을 상대로 좋은 결과를 얻고 있다.

굳이 나를 찾아오지 않아도 혼자서 할 수 있는 매우 간단한 방법이 있다. 그것은 자기 암시를 통해 잠재의식에 말을 거는 것이다. '말을 한다고 무엇이 달라지겠는가?'라고 생각할 수도 있다. 그러나 나는 이 방법으로 유전자를 깨울 수 있다고 믿는다. 그러므로 속는 셈 치고 한번 도전해보길 바란다.

방법은 매우 간단하다. **"나는 기분이 정말 좋다. 내 마음은 평온하고 편안하다. 앞으로도 나는 괜찮을 것이다"**라고 일곱 번 외는 것이다.

이것이 전부다. 이것만으로 불안 유전자를 <u>끄</u>고 건강 유전자를 켤 수 있다. 이렇게 쉬운데 오늘 당장 시작해보면 어떨까?

• 95%의 착한 유전자(DNA)를 켠다 •

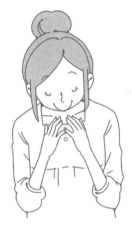

나는 기분이 정말 좋다 ♬
내 마음은 평온하다
나는 괜찮을 것이다 ♪

✕

7번

착한 DNA가 눈을 뜨는 상상을 하면 더욱 효과적이다.

기도 = 신비한 힘을 지닌 말
= 잠재의식 깊은 곳에 도달하는 말 = 자기 암시

마음껏 웃기
····▶ 면역력을 높이고 유전자를 깨운다

제5장에서 살펴본 것처럼 무라카미 교수는 실험을 통해 웃음의 효과를 과학적으로 입증했다. 웃음은 마음을 편안하게 하고 일시적으로 긴장을 누그러뜨릴 뿐 아니라 면역력을 높이고 유전자의 스위치를 켜는 효과가 있다.

개그 프로그램이나 버라이어티 쇼를 시청하는 것은 불안을 누그러뜨리는 데 도움이 된다. 또한 인터넷에 접속하면 시간과 장소의 제약을 받지 않고 웃음을 얻을 수 있다. 대표적인 동영상 사이트 유튜브(YouTube)에서 '개그', '웃음' 등의 키워드로 검색하면 재미있는 동영상을 얼마든지 찾을 수 있다. 자신의 웃음 코드에 맞는 소스를 찾아보자.

자애 명상
···▶ 자애의 기도로 부정적 감정을 상쇄한다

우울증이나 공황장애 환자에게 반드시 추천하는 방법이 '자애 (慈愛) 명상'이다. 이는 나를 위한 기도로 시작해 다른 사람의 행복, 나아가서는 내가 싫어하고 나를 싫어하는 사람의 행복까지도 기원하는 것이다.

싫은 사람의 행복을 기원하는 것은 쉽지 않다. 그런데 생각을 조금만 바꾸면 그런 사람으로부터도 배울 점이 있다는 사실을 알게 된다. 그 사람은 내가 미처 알아차리지 못한 문제점을 일깨워주는 존재이자 나를 돌아보게 하는 반면교사다.

이렇게 생각하면 인생에서 쓸모없는 경험은 없고, 밉기만 하던 그 사람도 고마운 존재라는 사실을 깨닫게 될 것이다. 그러면 자연히 마음에 평화가 찾아온다.

이 방법을 실천해본 사람만 알게 되는 사실이지만, 자애 명상은 생각뿐 아니라 현실까지도 변화시키는 힘이 있다. 그러므로 어두운 생각과 부정적인 감정에 사로잡혀 빠져나오기 어려울 때 의식을 전환하는 방법으로 이용해보길 바란다.

그러면 구체적인 방법을 살펴보자. 아래에 적힌 말을 소리 내거나 마음속으로 외면 된다.

내가 행복하기를
나의 번뇌가 사라지기를
나의 소망이 이루어지기를
내게 깨달음의 빛이 비치기를
내가 행복하기를
내가 행복하기를
내가 행복하기를

이것이 한 세트다. 먼저 나의 행복을 빈 다음 주어를 '나와 가까운 사람들', '살아 있는 모든 것'으로 바꿔 왼다.

나와 가까운 사람들이 행복하기를
나와 가까운 사람들의 번뇌가 사라지기를
나와 가까운 사람들의 소망이 이루어지기를

나와 가까운 사람들에게 깨달음의 빛이 비치기를

나와 가까운 사람들이 행복하기를

나와 가까운 사람들이 행복하기를

나와 가까운 사람들이 행복하기를

살아 있는 모든 것이 행복하기를

살아 있는 모든 것의 번뇌가 사라지기를

살아 있는 모든 것의 소망이 이루어지기를

살아 있는 모든 것에게 깨달음의 빛이 비치기를

살아 있는 모든 것이 행복하기를

살아 있는 모든 것이 행복하기를

살아 있는 모든 것이 행복하기를

이제부터가 가장 중요하다. 주어를 '내가 싫어하는 사람', '나를 싫어하는 사람'으로 바꾸는 것이다.

내가 싫어하는 사람이 행복하기를

내가 싫어하는 사람의 번뇌가 사라지기를

내가 싫어하는 사람의 소망이 이루어지기를

내가 싫어하는 사람에게 깨달음의 빛이 비치기를

내가 싫어하는 사람이 행복하기를

내가 싫어하는 사람이 행복하기를
내가 싫어하는 사람이 행복하기를

나를 싫어하는 사람이 행복하기를
나를 싫어하는 사람의 번뇌가 사라지기를
나를 싫어하는 사람의 소망이 이루어지기를
나를 싫어하는 사람에게 깨달음의 빛이 비치기를
나를 싫어하는 사람이 행복하기를
나를 싫어하는 사람이 행복하기를
나를 싫어하는 사람이 행복하기를

미운 사람의 행복을 기원하는 것이 내키지 않더라도 결국은 나를 위한 일임을 기억하자. 생각을 조금만 바꾸면 당신은 무적이 될 수 있다. **어떤 상대든 무찔러 이기는 무적이 아니라, 적이 존재하지 않는 '무적(無敵)'.**

기도문을 외는 동안 얼어붙었던 마음이 녹아내리는 경험을 하게 될 것이다. 증오, 슬픔, 분노 같은 부정적 감정이 긍정적 감정으로 상쇄된다. 이는 나 자신을 구원하는 방법이다. 스스로를 구원해 우울과 불안에서 벗어나자.

손수건 아로마 테라피
···▶ 뇌에 직접 작용하는 향기요법!

'아로마 테라피(Aromatherapy)'는 약용 식물에서 고순도의 유효 성분을 추출해 농축한 에센셜 오일(essential oil)을 이용해 몸과 마음의 균형을 회복하는 자연요법으로 '방향요법' 또는 '향기요법'이라고도 부른다.

언뜻 좋은 향기를 맡으면 기분이 좋아지기 때문이라고 생각하기 쉽지만, 사실은 에센셜 오일의 향기 입자가 뇌에 직접 작용해 불안을 가라앉히는 과학적 방법이다.

인간의 뇌는 크게 대뇌 신피질(新皮質, neocortex)과 대뇌 변연계로 나눌 수 있다.

• 대뇌 신피질: 대뇌 피질 중 가장 최근에 분화한 부위. 논리적, 분석

적 사고와 언어 기능을 담당하며 고등생물일수록 크기가 크고 발달했다.

- 대뇌 변연계: 구피질(舊皮質, paleocortex)이라고도 하며 신피질로 둘러싸여 있다. 주로 감정과 기억, 본능(식욕, 수면욕, 성욕), 자율신경 기능의 조절을 담당하며 생존을 위해 필요한 결정을 처리한다.

불안을 느꼈을 때 대뇌 변연계에 위치한 시상하부(視床下部, hypothalamus)의 편도체(扁桃體, amygdala)가 오작동을 일으켜 경보를 발령하는 것이 공황발작이다. 아로마 테라피가 불안을 잠재우는 효과를 발휘하는 이유는 오감(시각, 청각, 후각, 미각, 촉각) 중에서도 '후각'이 대뇌 변연계에 직접 작용하기 때문이다.

에센셜 오일은 종류가 매우 다양한데 공황장애에 특히 효과적인 오일은 다음과 같다.

- 라벤더 오일: 몸과 마음을 이완해 불안을 누그러뜨린다.
- 감귤류 오일: 레몬, 오렌지, 버거못, 라임, 만다린 등. 특히 레몬 오일은 원기를 북돋아 우울한 마음을 걷어내는 효과가 있다.

이 밖에도 직접 사용해보고 마음이 편안해지는 향기가 있다면 그것을 사용하면 된다.

손수건이나 티슈에 에센셜 오일을 한두 방울 떨어뜨리고 휴대하다가 불안이 느껴질 때 꺼내서 향기를 맡으면 된다. 마음을 지키는 부적이라 생각해도 좋겠다.

• 향기가 불안을 가라앉힌다 •

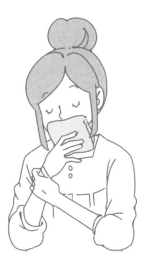

불안을 느낄 때마다 손수건에 묻혀둔 에센셜 오일의 향기를 맡는다.

라벤더 오일과 감귤류 오일(레몬, 오렌지 등)을 추천한다.
이 밖에도 마음을 편안하게 하는 향기가 있다면 그것을 이용해도 좋다.

자율신경을 정상화하는 귀 마사지
···→ 몸과 마음의 균형을 회복한다!

나는 척추교정사 자격도 보유하고 있어서 정형외과에서 재활간호사로 일하며 환자들에게 기능 훈련을 지도하기도 했다. 기능 훈련이란 질병이나 부상으로 운동 기능이 저하된 환자의 근력 유지 내지 향상을 위한 훈련을 말한다.

나는 척추교정사 자격을 취득하기 위해 해부생물학과 동양의학도 공부했다. 동양의학에서 침을 놓고 뜸을 뜨는 부위를 '혈(穴)'이라고 한다. 특히 귀에는 자율신경과 연관된 혈자리가 집중돼 있는데, 귓불을 주무르면 뇌의 혈류량이 증가해 머리가 맑아지고 뇌 기능이 활발해진다.

귀에 있는 수많은 혈자리 중에서도 '신문(神門)'을 자극하면 자율신경에 신호가 전달되어 몸과 마음의 균형을 회복하고 불안에서 벗어날 수 있다.

방법은 간단하다. 먼저 엄지와 검지로 신문을 쥐고 꾹꾹 주무른다. 귓불도 같은 방법으로 마사지한다.

이 방법을 실천하고 "공황발작에서 해방됐다", "어지러워 몸을 가누기 어려운 증상이 사라졌다", "두통이 사라졌다", "눈이 맑아지고 몸이 가벼워졌다", "불면증이 좋아졌다"고 말하는 사람이 많다. 자율신경의 균형을 회복하는 신문은 그야말로 '신의 문'인 것이다!

• 귀를 마사지하자 •

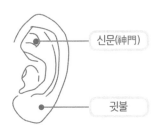

신문(神門)

귓불

1

신문을 문지른다

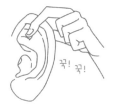

꾹! 꾹!

포인트

엄지와 검지로 신문을 쥐고 '하나, 둘, 셋, 넷!'
하고 리드미컬하게 꾹꾹 주무른다.

2

귓불을 문지른다

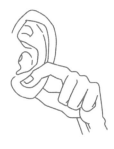

포인트

신문과 같은 방법으로 마사지한다.

시간은 각 1분 정도

공황발작을 가라앉히는 혈자리 3곳

⋯➝ 가슴 두근거림을 가라앉히는 방법

혈자리를 침과 뜸으로 자극하는 '침구(鍼灸)요법'은 세계보건기구도 그 효과를 인정했다. 침과 뜸이 아니어도 손가락으로 누르거나 문지르는 방법으로도 혈을 자극할 수 있는데, 기본적으로 누르는 것이 더 효과적이다.

10~20초 정도 '시원하다'고 느껴지는 강도로 혈자리를 손가락으로 지그시 누른다. 또 혈자리를 문지를 때는 "하나, 둘, 셋, 넷!" 하고 리듬에 맞춰 적당한 압력을 가하며 문지른다.

우리 몸에는 수많은 혈자리가 있는데 그중에서도 특히 가슴 두근거림을 가라앉힐 수 있는 혈자리를 소개하겠다.

- 내관(內關): 가슴 두근거림, 긴장을 완화한다.

  손목 안쪽에서 손가락 세 개만큼 올라간 위치를 손가락으로 누른다.

5회 반복한다. (공황발작을 일으켰을 때 가장 누르기 쉬운 혈자리다.)

- 거궐(巨闕): 가슴 두근거림, 긴장, 불안을 완화한다.

  복장뼈 아래의 오목한 부분(명치)을 양손의 엄지를 제외한 네 손가락으로 문지른다.

  5회 반복한다.

- 백회(百會): 이름처럼 백 가지 효과를 볼 수 있는 만능 혈자리다.

  검지와 중지를 겹쳐 정수리 중앙을 지그시 누른다.

• 불안을 가라앉히는 혈자리 •

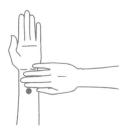

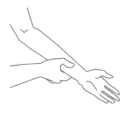

내관의 위치

손목 안쪽에서
손가락 세 개만큼
올라간 위치

누르는 방법

엄지를 이용해 '하나, 둘, 셋, 넷!' 하고
리드미컬하게 문지르며 누른다.

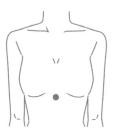

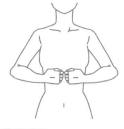

거궐의 위치

복장뼈 아래의
오목한 부분(명치)

누르는 방법

엄지를 제외한 네 손가락을
가지런히 모아 '하나, 둘, 셋, 넷!' 하고
문지르며 누른다.
앉은 자세, 선 자세, 누운 자세 모두 OK.

버터플라이 터치

···▶ 마음의 상처를 지운다!

'버터플라이 터치(Butterfly Touch)'는 미국 심리학회(American Psychological Association. 미국에서 가장 오래되고 규모가 큰 심리학회로 과학적 연구 성과가 인정된 치료요법만 승인한다)와 세계보건기구가 트라우마 해소에 효과 있다고 인정한 방법이다. 1988년 멕시코를 강타한 허리케인으로 피해를 입은 사람들의 트라우마, 불안, 외상 후 스트레스 장애(PTSD)의 치료에 이용된 것을 계기로 세상에 알려졌다.

감정을 관장하는 우뇌가 폭주하면 마음에 깊은 상처를 남긴다. 이성을 관장하고 감정을 억제하는 좌뇌의 활동을 방해하기 때문이다. 버터플라이 터치는 이러한 좌뇌와 우뇌의 불균형을 바로잡아 트라우마를 해소하는 방법이다.

어린아이부터 노인까지 누구나 쉽게 실천할 수 있으며 도구도 필요하지 않고 비용도 들지 않는다. 아직 널리 알려지지 않았지만 나는 공황발작과 일상적인 불안을 억제하는 방법으로 버터플라이 터치를 권하고 있다.

방법은 목적에 따라 두 가지로 나뉜다.

1. 불안을 해소하고 싶을 때 → 빠르고 강하게 터치한다.
2. 안도감을 느끼고 싶을 때 → 가볍고 느리게 터치한다.

121페이지의 왼쪽 그림과 같이 양손을 교차한 모습이 나비를 닮았다고 해서 버터플라이 터치라는 이름이 붙었다. 구체적인 방법은 다음과 같다.

① 떨쳐버리고 싶은 부정적 감정과 생각을 떠올린다.
② 가슴 앞에서 두 손을 교차한 후(이때는 엄지를 교차하지 않는다. 121 페이지 오른쪽 그림 참고) 약 20초간 손바닥으로 좌우 상완부를 리드미컬하게 번갈아 두드린다(동시에 두드리지 않는다).
③ 심호흡한다.
④ ①~③을 몇 차례 반복한다.
⑤ 자신의 감정이 어떻게 변화했는지 느낀다.

여기서는 상완부를 예로 들었을 뿐 다른 곳을 두드려도 상관없다. 가슴을 두드릴 때 마음이 편안해지는 사람이 있는가 하면, 어깨나 무릎을 두드렸을 때 더 큰 효과를 느끼는 사람도 있다. 자신에게 가장 효과적인 부위를 찾아보길 바란다.

눈은 떠도 좋고 감아도 좋다. 눈을 감고 행복한 상상을 하거나 멋진 사진을 보면서 두드릴 수도 있다. 잠자리에 누워 편안한 자세로 버터플라이 터치를 하면 숙면에 도움이 된다.

• 나비를 닮은 트라우마 치료법 •

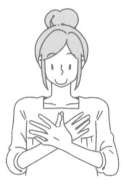

양손을 교차한 모습이
나비를 닮았다.

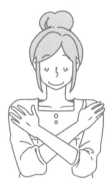

나비의 날개짓처럼
천천히 두드린다.

좌뇌와 우뇌의 불균형을 바로잡아 트라우마를 해소하는 방법이다.
1988년 멕시코를 강타한 허리케인으로 피해를 입은 사람들의
트라우마, 불안, PTSD 해소에 이용해 효과가 입증됐다.

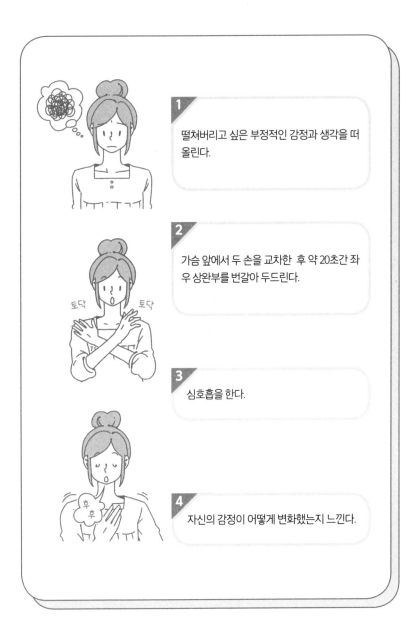

1
떨쳐버리고 싶은 부정적인 감정과 생각을 떠올린다.

2
가슴 앞에서 두 손을 교차한 후 약 20초간 좌우 상완부를 번갈아 두드린다.

3
심호흡을 한다.

4
자신의 감정이 어떻게 변화했는지 느낀다.

태핑 테라피
····▶ 타점을 두드리면 트라우마에서 벗어날 수 있다!

최근 마음의 부조화를 다스리는 데 도움이 되는 새로운 방법이 속속 등장하고 있다. 그중 하나가 경락의 타점을 두드리는 EFT(Emotional Freedom Techniques)다.

고(故) 로저 칼라한(Roger Callahan) 박사는 마음 깊은 곳, 즉 잠재의식에 자리한 불안, 분노, 슬픔, 공포 같은 부정적 감정이 신체 에너지를 정체시키며 그것이 지속되면 병을 일으킨다는 가설을 세우고, 동양의학의 경락 이론을 바탕으로 TFT(Thought Field Therapy)요법을 개발했다. 이를 스탠퍼드대학교 출신 엔지니어인 게리 크레이그(Gary Craig)가 누구나 쉽게 실천할 수 있도록 개량한 것이 EFT다.

EFT는 자연재해, 전쟁, 테러, 사고 등으로 인한 트라우마 해소에 효과가 있다고 인정돼 미국 현역 군인의 PTSD 치료에도 이용되고 있다. 영국 찰스 왕세자의 부인 카밀라 왕세자비, 내가 좋아하는 영화 〈시스터 액트〉의 주인공 우피 골드버그도 EFT로 비행기 공포증을 극복했다고 한다.

나는 일본 TFT 협회에 정회원으로 등록된 TFT 중급 테라피스트(진단 레벨)이자 EFT 마스터 트레이너다. 에너지심리학이라고 불리는 이 최신 태핑 테라피(Tapping Therapy)를 원류부터 정식으로 공부해 현장에서 환자들을 돕고 있다.

EFT의 방법은 다음과 같다.

① 불안, 공포, 슬픔을 느끼는 장소를 떠올린 후 현재의 감정 상태에 점수를 매긴다(평온한 상태 0점 ~ 극도로 불안한 상태 10점).

② 새끼손가락에서 손목으로 이어지는 라인의 중앙에 위치한 '손날 타점'을 확인한다(126페이지의 그림 참고). 양손의 측면을 교차해 손날 타점을 가볍게 연속으로 두드린다.

③ 127페이지의 그림과 같이 검지와 중지를 이용해 정수리(A)부터 겨드랑이 아래 10센티미터(H)까지의 타점을 순서대로 가볍게 두드린다. 좌우 어느 손을 사용해도 좋다(한 손으로 두드린다). 눈썹머리(B), 눈꼬리(C), 눈 밑(D), 빗장뼈 부근(G), 겨드랑이 아래(H)는 좌우 한쪽만 두드리면 된다.

④ ③을 반복한다.

⑤ 심호흡을 하고 물을 마신다.

⑥ ①과 같은 방법으로 다시 한 번 감정 상태에 점수를 매긴다.

부정적 감정이 완화될 때까지 ①~⑥을 반복한다.

EFT는 트라우마 해소에 대단히 효과적이다. 나 역시 이 방법으로 예기불안과 광장공포를 이겨낸 경험이 수없이 많다. 노출요법을 시도할 때도 불안을 경감하는 방법으로 EFT를 활용할 수 있다.

타점만 기억해두면 그리 어렵지 않으므로 부정적 감정에 사로잡혔을 때 반복해 시행해보길 바란다. 자율신경의 균형을 바로잡는 데 도움이 될 것이다.

EFT는 에너지 흐름을 원활하게 하는 방법이므로 체내 수분을 충분히 유지할 필요가 있다. EFT를 시행한 후에는 미네랄이 풍부한 생수를 마시면 좋다.

필자가 운영하는 홈페이지(www.innervolce.com)에 구체적 방법을 보여주는 동영상을 올려두었으니 참고하길 바란다.

• 8곳 타점을 두드리기만 하면 된다! •

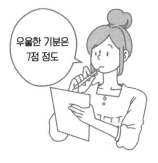

우울한 기분은
7점 정도

1 부정적 감정(불안, 우울, 공포, 슬픔, 분노 등)에 의식을 집중하고 점수를 매긴다.

2 양손을 교차해 손날 타점을 가볍게 연속으로 두드린다.

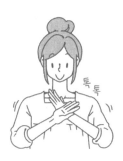

톡 톡

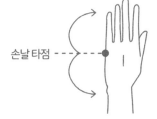

손날 타점

새끼손가락에서 손목으로 이어지는 라인의 중앙이 '손날 타점'.

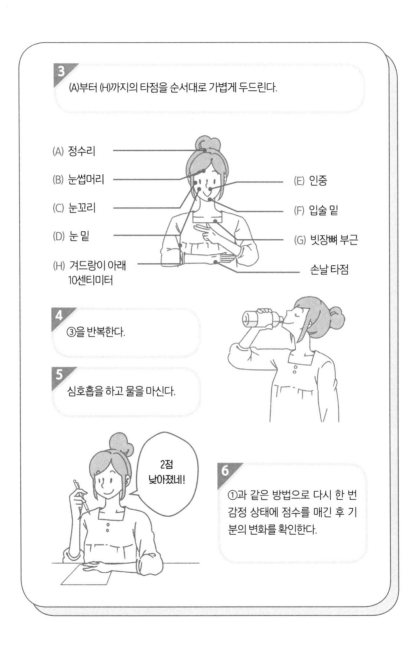

3
(A)부터 (H)까지의 타점을 순서대로 가볍게 두드린다.

(A) 정수리
(B) 눈썹머리
(C) 눈꼬리
(D) 눈 밑
(H) 겨드랑이 아래 10센티미터

(E) 인중
(F) 입술 밑
(G) 빗장뼈 부근
손날 타점

4
③을 반복한다.

5
심호흡을 하고 물을 마신다.

2점 낮아졌네!

6
①과 같은 방법으로 다시 한 번 감정 상태에 점수를 매긴 후 기분의 변화를 확인한다.

아이 무브먼트 테라피

···▶ 나쁜 기억에서 단숨에 벗어나는 방법

'아이 무브먼트 테라피(Eye Movement Therapy, EMT)'는 세계보건 기구에서 효과를 인정받은 EMDR(Eye Movement Desensitization & Reprocessing. 안구 운동을 통해 외상 기억을 처리하는 심리요법), NLP(Neuro Linguistic Programming. 언어를 통해 긍정적인 두뇌 시스템을 프로그래밍 하는 심리요법—옮긴이)의 시선 식별 단서(Eye Accessing Cue. 눈동자 의 움직임을 통해 그 사람의 감정 상태를 파악하는 기법—옮긴이), EMI(Eye Movement Integration. 안구 운동으로 스트레스와 트라우마를 해소하는 심리 요법—옮긴이)와 비슷하지만 조금 다르다.

EMT는 눈동자를 움직임으로써 잠재의식에 접근해 트라우마를 무력화하는 방법이다. 자신의 의지와 상관없이 나쁜 기억이 반복 적으로 떠오르는 증상을 없애는 데 효과적이다.

과거에는 '사고방식을 교정해야 한다'는 개념의 인지행동치료가 주를 이뤘지만, 최근에는 NLP, EMT를 비롯해 앞에서 소개한 버터플라이 터치, EFT같이 신체적 어프로치를 통해 정신적 트라우마를 해소하는 과학적 방법이 등장하고 있다.

이 같은 방식은 환자에게 치료의 부담과 책임을 지우지 않으면서 큰 효과를 발휘한다. 수십 년 동안 약을 복용하고 인지행동치료로 효과를 보지 못해 사실상 치료를 포기한 사람도 희망을 되찾을 수 있다.

EMT의 방법은 매우 간단하지만 상담사와 함께 시행하는 것이 일반적이다. 상담사가 지시봉을 움직이면 환자는 고개를 고정한 채 눈동자만 움직여 지시봉을 좇으면 된다. 이 단순한 작업만으로 마음이 편해질 수 있다.

EMT는 고통스러운 기억 자체를 지우는 것이 아니라, 그 기억에 결합된 부정적 감정을 없앤다. EMT를 시행하기 전과 후를 비교하면 최대 80퍼센트까지 부정적 감정이 경감된다고 알려져 있다.

이 책에서는 혼자서 할 수 있는 방법을 소개하고자 한다.

① 벽면을 바라보고 앉아서 자신이 편안하게 느끼는 장소를(드넓은 초원 등) 상상한다.
② 해소하고 싶은 트라우마를 떠올리고 거기에 얽힌 감정 상태

에 점수를 매긴다(평온한 상태 0점 ~ 극도로 불안한 상태 10점).

③ 감정 상태에 집중하며 벽면의 네 귀퉁이를 따라 오른쪽 위 → 왼쪽 위 → 왼쪽 아래 → 오른쪽 아래 → 오른쪽 위의 순서로 천천히 시선을 움직인다. 이때 고개는 고정하고 눈동자만 움직인다.

④ ①~③을 몇 차례 반복한다.

⑤ 마음이 편안해지면(②의 점수가 낮아지면) 심호흡으로 마무리한다.

• 단숨에 트라우마를 무력화한다! •

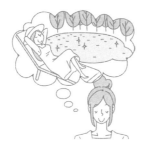

1
마음이 편안해지는 상황을 상상한다.

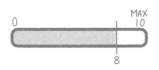

2
해소하고 싶은 트라우마를 떠올리고 거기에 얽힌 감정 상태에 점수를 매긴다.

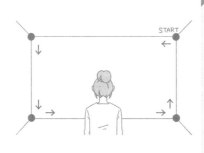

3
눈동자만 움직여 벽면의 네 귀퉁이를 따라 오른쪽 위 → 왼쪽 위 → 왼쪽 아래 → 오른쪽 아래 → 오른쪽 위의 순서로 천천히 시선을 이동한다(1세트=10~15회, 몇 세트 반복). 마음이 편안해지면 (②의 점수가 낮아지면) 심호흡으로 마무리한다.

블랙박스 기법

····▶ 부정적 감정을 봉인해 폐기한다

블랙박스 기법은 주로 우울증 환자를 대상으로 하는 최면요법에 사용되는데, 분하고 답답하고 불안한 마음을 가상의 블랙박스에 봉인해 폐기하는 방법이다.

구체적인 방법은 다음과 같다. 모두 상상을 통해 이루어진다.

① 부정적 감정, 생각하고 싶지 않은 일을 떠올린다. 예를 들어 자동차를 탈 때마다 불안을 느끼는 사람은 자동차에 올라타는 상황을 상상한다.

② 구체적인 이미지가 떠오르지 않을 때는 답답한 느낌이 드는 신체 부위에 색깔과 형태로 감정을 표현한다. 예를 들어 가슴이 답답하다면 뾰족하고 까만 공이 가슴을 틀어막고 있는 모

습으로 묘사할 수 있다.

③ 상상한 이미지를 손으로 움켜쥔다.

④ 그것을 까만 주머니에 넣고 묶는다.

⑤ ④를 다시 자물쇠가 달린 튼튼한 금고(블랙박스)에 넣어 봉인한다.

⑥ ⑤를 깊은 바다에 던져버린다.

⑦ "그동안 고마웠어! 이제 나에겐 필요 없으니 영원히 폐기할게!" 하고 선언한다.

• 트라우마와 불안을 깊은 바다에 던져버린다 •

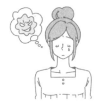

1 부정적 감정, 생각하고 싶지 않은 일을 떠올린다.

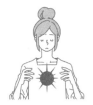

2 뾰족하고 까만 공이 가슴을 틀어막고 있는 느낌.

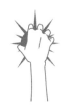

3 그것을 손으로 움켜쥔다.

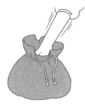

4 까만 주머니에 넣어 묶는다.

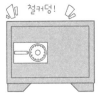

5 ④를 다시 자물쇠가 달린 튼튼한 금고(블랙박스)에 넣어 봉인한다.

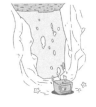

6 깊은 바다에 던져버린다.

7 해방을 선언한다.

그동안 고마웠어!
이제 나에겐 필요 없으니 영원히 폐기할게!

마인드풀니스 명상법
····▶ 뇌를 변화시켜 수명을 연장하는 비결

최근 마인드풀니스(Mindfulness) 명상법이 붐을 일으키며 관련 서적도 다수 출판되고 있다. 원래 불교 명상법 중 하나였는데 종교색을 지우고 누구나 쉽게 실천할 수 있도록 개량한 것이 창의력 향상과 스트레스 해소에 효과를 보이며 널리 퍼졌다.

세계 최고 IT기업 구글의 인재 교육 담당자 차드 멍 탄(Chade-Meng Tan)이 자신의 저서 《너의 내면을 검색하라(Search inside yourself)》에서 밝힌 바와 같이 구글에서는 마인드풀니스를 직원 교육에 활용하고 있으며, 골드만삭스, 소니, 야후 재팬 등 다수의 기업이 직원의 정신 건강을 위해 명상 프로그램을 도입하고 있다. 또한 스티브 잡스, 빌 게이츠, 빌 클린턴 전 미국 대통령도 마인드풀니스를 실천하고 있다고 알려져 화제가 됐다.

세계적인 기업과 유명인사가 마인드풀니스를 실천하는 데는 그

만한 이유가 있다. 마음의 안정은 물론 강한 정신력과 체력을 얻을 수 있을 뿐 아니라 생각이 맑아져 창의력과 직관력이 향상된다.

마인드풀니스를 쉽게 설명하면 감정과 생각에서 벗어나 '지금 이 순간'만 보는 것이다. 마인드풀니스 명상은 뇌의 특정 부분을 활성화하는 동시에 진정시킨다. 이를 통해 스트레스의 원인에 대한 집착에서 벗어나 편안한 마음을 얻는 것이다. 또한 마인드풀니스가 수명 연장에도 기여한다는 사실이 과학적 연구로 밝혀졌다.

그렇다면 마인드풀니스 명상법의 어떤 점이 공황장애에 도움이 될까? 그 효과는 크게 두 가지로 설명할 수 있다.

(1) 쉽게 불안을 느끼는 뇌를 변화시킨다

일본 와세다대학 인간과학학술원 교수인 구마노 히로아키(熊野 宏昭) 박사는 2005년 미국에서 발표된 연구 논문을 바탕으로 10~20년 동안 꾸준히 명상을 실천한 사람과 일반인의 뇌 자기공명영상(MRI)을 비교했다.

그 결과 오랫동안 명상을 해온 사람의 대뇌 피질에서 두껍게 발달한 부분이 두 군데 확인됐다. 그것은 신체 내부의 변화를 감지해 이완된 감각('기분이 좋다', '쾌적하다' 등)을 느끼는 뇌섬엽(insular cortex)과 자신의 생각과 감정을 객관적으로 인식하고 타인에게 공감하는 역할을 담당하는 배내측 전전두엽(dorsomedial prefrontal cortex)이다. 공황장애 환자는 이 두 부위가 위축돼 불안을 쉽게 느끼는 것으로 알려져 있는데, 마인드풀니스 명상을 꾸준히 실천하면 뇌를 변화시킬 수 있다.

(2) 수명을 좌우하는 텔로미어가 길어진다

인간의 몸을 구성하는 60조 개의 세포에는 염색체가 들어 있는데 그 말단에 '텔로미어(telomere)'라는 조직이 있다. 'DNA의 꼬리'라고도 불리는 이 텔로미어가 건강과 수명에 깊이 관여한다는 사실이 세계적인 연구를 통해 밝혀졌다.

인간이 노화를 겪고 죽음을 맞이하는 것은 세포 분열을 반복하는 동안 텔로미어의 길이가 짧아져 더 이상 세포 분열이 일어나지 않기 때문이다. 당연히 어린아이의 텔로미어는 길고 노인의 텔로미어는 짧다.

어느 날 우연히 〈다케시의 가정의학〉(기타노 다케시가 진행하는 건강 정보 프로그램—옮긴이)이라는 TV 프로그램을 보았는데 마침 마인드풀니스와 텔로미어의 상관관계에 관한 내용을 다루고 있었다. 여성 피험자에게 며칠 동안 마인드풀니스 명상을 하게 한 후 혈액을 채취해 텔로미어 길이를 비교한 결과 명상 전에 비해 길어진 것을 확인했다.

방송에서 소개한 마인드풀니스 방법은 하루 두세 번 머릿속에 떠오르는 잡념을 모두 버리고 오로지 호흡에만 집중하는 것이었다. 의자에 앉아 3분 동안 숨 쉬는 것만으로 텔로미어가 길어진 것이다. 거짓말 같지만 이는 실험을 통해 밝혀진 사실이다.

공황장애는 죽음에 대한 공포를 수반한다. 마인드풀니스를 일과로 삼아 고통스러운 불안에서 벗어나기를 바란다.

마인드풀니스에는 다양한 방법이 있는데 그중 가장 쉬운 것을 소개하고자 한다.

① 의자에 걸터앉거나 바닥에 양반다리를 하고 앉아 등을 곧추 세우고 정면을 바라본다.
② 눈을 감고 심호흡을 한다. 숨을 뱉을 때는 '뱉는다, 뱉는다, 뱉는다', 들이마실 때는 '마신다, 마신다, 마신다' 하고 마음속으로 외며 천천히 호흡한다.
③ 만약 머릿속에 잡념이 떠오르면 그것이 유발하는 감정을 소리 내 말한다. 자신이 느끼는 감정이 분노라면 "분노", 불안이라면 "불안" 하고 말로 표현하는 것이다. 그런 다음 다시 호흡에 집중하며 ②를 반복한다.

이처럼 마인드풀니스의 포인트는 과거나 미래가 아닌 바로 '이 순간'에 의식을 집중하는 것이다. 1회당 3분, ③은 생략해도 좋다.

• 가장 쉬운 마인드풀니스 명상법 •

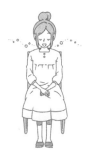

1 숨을 뱉을 때는 '뱉는다, 뱉는다, 뱉는다', 들이마실 때는 '마신다, 마신다, 마신다' 하고 마음속으로 외며 천천히 호흡한다.

2 잡념이 떠오르면 그것이 유발하는 감정을 소리 내 말하고 다시 호흡에 집중한다.

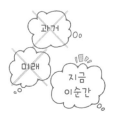

3 과거 또는 미래에 얽힌 잡념이 떠오른다면 심호흡을 하며 지금 이 순간에 집중한다.

3분씩 하루 3번 실천하는 것만으로 공황장애로 위축된 뇌를 회복하고 텔로미어의 길이를 늘릴 수 있다.

발작을 가라앉히는 호흡법

···▶ 날숨에 집중한다

초조함, 공포, 불안을 느꼈을 때 갑자기 숨이 가빠지면서 호흡 곤란을 일으키는 현상을 '과호흡 발작'이라고 한다. 이는 공기를 너무 많이 들이마셔서 일어나는 일종의 혼란 상태다.

이때 고통을 견디려고 애쓰다 보면 등이 둥글게 말리면서 어깨가 닫히고 고개와 시선도 아래를 향하게 된다. 오히려 숨 쉬기가 더 어려운 자세를 취하게 된다.

발작은 언제나 정신적 긴장과 신체적 긴장을 동반한다. 스스로 의식하지 못해도 우리 몸이 그렇게 반응하는 것이다. 신체적으로 긴장하면 온몸의 근육이 경직되고 호흡이 가빠진다.

평상시 ⟶ 느리고 깊은 호흡

공황발작 ⟶ 빠르고 얕은 호흡

호흡은 자율신경과도 연결돼 있기 때문에 숨 쉬는 방법을 바꾸면 자율신경의 혼란을 바로잡을 수 있다.

공황발작이 일어나면 호흡이 가빠지면서 숨을 들이마시기가 점점 어려워진다. 폐는 더 이상 공기를 받아들일 수 없는데 억지로 숨을 크게 쉬려고 하면 오히려 숨이 막힌다. 이것이 공황발작 시에 호흡 곤란이 나타나는 이유 중 하나다.

공황발작이 일어났을 때는 무리하게 숨을 들이마시려 하지 말고 숨을 참아야 한다. 그러면 자연히 호흡이 돌아오게 돼 있다.

공황발작으로 숨이 멎는 일은 절대 일어나지 않는다. 그러니 당황하지 말고 앞에서 이야기한 자세와 호흡을 정반대로 해보자. 즉 **몸의 힘을 빼고 가슴을 펴고 고개를 든 다음 잠시 숨을 참았다가 내쉬는 데 집중하는 것이다.** 폐에서 공기가 모두 빠져나가고 나면 다시 숨을 들이쉴 수 있다.

정리하면 이렇다.

① 온몸의 힘을 뺀다.
② 숨을 모두 내쉰다.
③ 6초 동안 천천히 숨을 들이쉰다.
④ 3초 동안 숨을 참았다가 온몸의 힘을 빼고 다시 3~6초 동안 천천히 내쉰다.
⑤ 과호흡이 진정될 때까지 ①~④를 반복한다.

이렇게 하면 가빠진 호흡을 정상으로 되돌릴 수 있으니 꼭 실천해보길 바란다. 공황발작도 훨씬 빨리 가라앉을 것이다.

찬물 세안

···▶ 잠수반사로 긴장을 이완한다

제2장에서 이야기한 것처럼 나는 선박 의무실에 근무하며 일정한 의료행위를 할 수 있는 '선박위생관리사' 자격을 취득했다. 그때는 자격 취득을 위해 공부한 내용이 공황발작을 진정시키는 방법으로 이용되리라고는 상상하지 못했다.

불안과 초조함을 없애고 신경을 안정시키고 싶다면 세안할 때처럼 찬물을 얼굴에 끼얹으면 된다. 인간을 비롯한 포유동물은 얼굴이 물에 잠기면 산소를 절약하기 위해 심박수를 낮추는 '잠수반사(潛水反射, diving reflex)'가 일어난다. 심장 박동이 느려지니 가슴 두근거림이 진정되는 것이다.

{ 찬물 세안 ➡ 뇌가 잠수 상태로 착각 ➡ 산소 소비량 축소 명령
➡ 심박수 감소 ➡ 발작 진정 }

이런 메커니즘 덕분에 찬물 세안은 공황발작이나 불안을 가라앉히는 효과를 발휘한다.

현재 운영되고 있는 심리상담소는 사고방식의 교정을 요구하는 인지행동치료와 환자의 이야기를 들어주는 방식의 내담자 중심 심리치료를 시행하는 곳이 대부분이다. 이러한 가운데 의미 있는 결과를 얻으려면 어떤 심리상담사를 찾아가야 할까? 임상심리사 자격증을 취득한 상담사라면 무조건 믿고 의지해도 될까?

중요한 것은 자격증 취득 여부가 아니라 풍부한 경험을 바탕으로 실제 성과를 거두고 있는가이다. 특히 공황장애를 개선하고 싶다면 다음 두 가지 선택 기준을 기억하길 바란다.

(1) 트라우마와 관련한 3가지 이상의 자격과 풍부한 경험을 바탕으로 실제 성과를 거두고 있으며, 가능하다면 정신과 등 관련 의료 기관에서 5년 이상 근무한 경력이 있는 상담사

풍부한 현장 경험은 대단히 중요하다. 많은 환자를 지켜본 경험을 바탕으로 환자의 상태에 따라 적절한 대응 방법을 판단할 수 있으며, 만에 하나 심리치료 도중에 발작을 일으키거나 혈압이 떨어지는 경우에도 응급 대처를 할 수 있다.

(2) 자신과 궁합이 맞는 상담사

어느 정도 대화를 나눠보면 자신과 궁합이 맞는 상대인지 아닌지

금세 파악할 수 있다. 어쩐지 나와 맞지 않는 느낌이 든다면 그 상담사는 피하는 것이 좋다.

상담사 자신이 공황장애를 경험하고 극복하는 과정에서 얻은 지식을 상담에 활용하는 경우도 있지만, 상담사와 나의 증상이 일치하지 않는 경우도 있다. 물론 전혀 경험이 없는 것보다야 낫겠지만, 상담사의 경험이 반드시 증상 개선을 담보하지는 않는다.

나는 환자를 상담할 때 증상 개선을 가장 중시하는데, 그렇다고 내가 환자를 '낫게 해준다'고는 생각하지 않는다. 이인삼각 경기를 하듯 환자와 같은 목표를 향해 함께 울고 웃으며 한 걸음씩 나아간다는 생각으로 상담에 임하고 있다.

내 힘으로 인생을 되찾자

　'들어가며'에서 이야기한 것처럼 나는 공황장애와 우울증으로 인생의 밑바닥을 경험했다. 불안을 느끼면 발작을 일으키기 때문에 당연히 외출도 할 수 없었다. 함께 어울리지 못하는 시간이 길어지자 친구들도 하나둘 떠났다. 그때의 나는 방 안에 틀어박혀 홀로 눈물을 흘리는 것 말고 아무것도 할 수 없었다.

　슬픔에 잠긴 채 생각했다. 진정한 친구 그리고 정말 소중한 것은 행복하고 건강한 순간뿐 아니라 힘들고 괴로울 때도 곁을 지켜주는 존재라고.

　나에게 그 소중한 존재는 책이었다. 그때는 지금처럼 누구나 스마트폰을 휴대하며 언제 어디서든 인터넷에 접속할 수 있는 시대가 아니었고, 정보를 얻는 가장 좋은 방법은 책을 읽는 것이었다.

　나는 구원을 갈구하는 심정으로 공황장애와 심리학에 관한 책을 닥치는 대로 읽었다. 주로 의사나 심리상담사가 쓴 책들이었는데, 공황장애의 증상과 치료법을 객관적인 시각으로 다뤄서인지 왠지 차갑게 느껴졌다. 내용 또한 약물치료와 인지행동치료 소개가 대부분으로, 내가 바라는 '온기'와 '공감'과는 거리가 멀었다. 지금도 서점에서 판매되고 있는 공황장애 관련 서적들은 크게 달라진 점이 없는 것 같다.

단 한 권, 나에게 위로가 된 책이 있다. 공황장애를 극복한 체험자가 직접 쓴 책이었는데 덕분에 큰 위로와 용기를 얻었다. 그때 결심했다. 만약 공황장애에서 벗어난다면 나의 경험과 노하우를 같은 고통을 겪는 사람들과 나누겠다고.

책은 영원히 남는다. 40년이 지나든 60년이 지나든……. 책에는 글쓴이의 영혼이 담겨 있다고 믿는다. 공황장애를 극복한 내가 할 수 있는 최소한의 보답은 만신창이였던 당시의 나에게 선물하는 마음으로 한 권의 책을 쓰는 것이었다.

나의 이런 바람은 우울증 환자를 위한 《부드러운 우울증 치료법(やさしいうつの治しかた)》을 통해 이뤄졌다. 출간 후 지금까지 꾸준히 사랑받고 있어 고마울 따름이다. 독자들이 보내온 메일과 편지를 읽을 때면 책을 쓰길 정말 잘했다는 생각에 가슴이 벅차오른다.

노자는 '물고기를 주는 것은 물고기 잡는 법을 가르쳐주는 것만 못하다(授人以魚, 不如授人以漁)'고 했다. 나는 일시적으로 눈이 번쩍 뜨이는 에너지드링크 같은 책을 쓰고 싶지 않았다. 읽는 이가 자기 힘으로 인생을 되찾을 수 있다는 자신감을 얻길 바라는 마음을 담아 최대한 쉬운 말로 누구나 실천할 수 있는 방법을 소개하고자 노력했다.

이 책에 실린 방법을 모두 실천해야 하는 것은 아니다. 심리치료는 의무가 아닐뿐더러 고된 수행은 더더욱 아니다. 자신의 페이스에 맞춰 하나씩 차근차근 시도해보길 바란다.

공황장애가 찾아온 지 십수 년이 지난 이제야 비로소 나 자신과의 약속을 지킬 수 있게 됐다. 당신이 이 책을 읽고 고통에서 조금이라도 해방되기를 바라 마지않는다.

불안은 적이 아니다. 불안은 당신이 누리고 있는 행복의 파편이다. 지금은 어두운 터널에 갇혀 있는 것 같겠지만 반드시 밝은 세상으로 나올 수 있다. 분명히 말하건대, 공황장애는 완치할 수 있다.

이 책에 소개된 방법으로 발작을 가라앉히는 것부터 시작해보자. 공황장애에 대한 올바른 이해와 치료 방법을 익히는 데 있어 이 책을 교과서로 삼아준다면 필자에게 그보다 큰 기쁨은 없다.

약물이나 인지행동치료로 효과를 보지 못해 치료를 포기하다시피 한 당신, 자신의 고통을 진심으로 이해해주는 사람을 만나지 못한 당신에게 '공황장애의 바이블'이 되어줄 것이다.

만약 증상이 개선된다면 비슷한 고통을 겪는 사람들에게 이 책의 존재를 알려주길 바란다. 한 명이라도 더 많은 사람이 공황장애에서 벗어나 꿈과 삶의 보람을 되찾기를 진심으로 기원한다.

서서히 좋아질 것이다.
걱정할 필요 없다.

당신은 결코 혼자가 아니다. 내가 이 책과 함께 언제 어디서든
당신의 편이 되어줄 테니.

야나가 히데아키

参고문헌

- 『これで治せる! パニック障害』貝谷久宣(大和出版)
- 『薬なし、自分で治すパニック障害』森下克也(角川SSC新書)
- 『生命の暗号1—あなたの遺伝子が目覚めるとき』村上和雄(サンマーク文庫)
- 『生命の暗号2—あなたの「思い」が遺伝子を変える』村上和雄(サンマーク文庫)
- 『人生の暗号—あなたを変えるシグナルがある』村上和雄(サンマーク文庫)
- 『望みはかなうきっとよくなる』村上和雄(海竜社)
- 『遺伝子オンで生きる—こころの持ち方であなたのDNAは変わる!』村上和雄(サンマーク文庫)
- 『奇跡を呼ぶ100万回の祈り』村上和雄(ソフトバンククリエイティブ)
- 『遺伝子は、変えられる。』シャロン・モアレム(著)、中里京子(訳)(ダイヤモンド社)
- 『胎内記憶—命の起源にトラウマが潜んでいる』池川明(角川SSC新書)
- 『脳科学からみた「祈り」』中野信子(潮出版社)
- 新版『いやされない傷 児童虐待と傷ついていく脳』友田明美(診断と治療社)
- 『最新心理療法EMDR・催眠・イメージ法・TFTの臨床例』マギー・フィリップス(著)、田中究(監訳)、浅田仁子/穂積由利子(訳)(春秋社)
- 『エネルギー・メディスン』ドナ・イーデン/ディヴィッド・ファインスタイン(著)、日高播希人(訳)(ナチュラル・スピリット)
- 『思考力のすごい力—心はいかにして細胞をコントロールするか』ブルース・リプトン(著)、西尾香苗(訳)(PHP研究所)
- 『願いは、かニャう!—ジョセフ・マーフィーの引き寄せる言葉』弥永英晃(イースト・プレス)
- 『薬に頼らずラクになるやさしいうつの治しかた』弥永英晃(パブラボ)
- 『もうダメだと心が折れそうになったとき1分でラクになる心の薬箱』弥永英晃(青月社)

불안하다고
불안해하지 말아요

초판 1쇄 인쇄 2020년 6월 25일
초판 1쇄 발행 2020년 7월 5일

지은이 야나가 히데아키
옮긴이 김은선
펴낸이 정용수

사업총괄 장충상 본부장 홍서진
편집장 박유진 편집 정보영 책임편집 김민기
디자인 김지혜 영업·마케팅 윤석오
제작 김동명 관리 윤지연

펴낸곳 ㈜예문아카이브
출판등록 2016년 8월 8일 제2016-000240호
주소 서울시 마포구 동교로18길 10 2층(서교동 465-4)
문의전화 02-2038-3372 주문전화 031-955-0550 팩스 031-955-0660
이메일 archive.rights@gmail.com 홈페이지 ymarchive.com
블로그 blog.naver.com/yeamoonsa3 인스타그램 yeamoon.arv

한국어판 출판권 ⓒ ㈜예문아카이브, 2020
ISBN 979-11-6386-049-5 13510